专家与您面对面

妇科炎症

主编 / 许兰芬　江荷叶　江　莉

中国医药科技出版社

图书在版编目（CIP）数据

妇科炎症 / 许兰芬，江荷叶，江莉主编 . -- 北京：中国医药科技出版社，2016.1

（专家与您面对面）

ISBN 978-7-5067-7664-6

Ⅰ.①妇…　Ⅱ.①许…②江…③江…　Ⅲ.①妇科病-炎症-防治
Ⅳ.① R711.3

中国版本图书馆 CIP 数据核字 (2015) 第 144479 号

专家与您面对面——妇科炎症

美术编辑　陈君杞

版式设计　大隐设计

出版　中国医药科技出版社

地址　北京市海淀区文慧园北路甲 22 号

邮编　100082

电话　发行：010-62227427　邮购：010-62236938

网址　www.cmstp.com

规格　880×1230mm $^1/_{32}$

印张　5 $^1/_4$

字数　83 千字

版次　2016 年 1 月第 1 版

印次　2017年5月第2次印刷

印刷　三河市汇鑫印务有限公司

经销　全国各地新华书店

书号　ISBN 978-7-5067-7664-6

定价　19.80 元

本社图书如存在印装质量问题请与本社联系调换

内容提要

妇科炎症怎么防？怎么治？本书从"未病先防，既病防变"的理念出发，分别从基础知识、发病信号、鉴别诊断、综合治疗、康复调养和预防保健六个方面进行介绍，告诉您关于妇科炎症您需要知道的有多少，您能做的有哪些。

阅读本书，让您在全面了解妇科炎症的基础上，能正确应对妇科炎症的"防"与"治"。本书适合妇科炎症患者及家属阅读参考，凡患者或家属可能存在的疑问，都能找到解答，带着问题找答案，犹如专家与您面对面。

专家与您面对面

丛书编委会（按姓氏笔画排序）

前言

"健康是福"已经是人尽皆知的道理。有了健康，才有事业，才有未来，才有幸福；失去健康，就失去一切。那么什么是健康？健康包含三个方面的内容，身体好，没有疾病，即生理健康；心理平衡，始终保持良好的心理状态，即心理健康；个人和社会相协调，即社会适应能力强。健康不应以治病为本，因为治病花钱受罪，事倍功半，是下策。健康应以养生预防为本，省钱省力，事半功倍，乃是上策。

然而，污染的空气、恶化的水源、生活的压力等等，来自现实社会对健康的威胁却越来越令人担忧。没病之前，不知道如何保养，一旦患病，又不知道如何就医。基于这种现状，我们从"未病先防，既病防变"的理念出发，邀请众多医学专家编写了这套丛书。丛书本着一切为了健康的目标，遵循科学性、权威性、实用性、普及性的原则，简明扼要地介绍了100种疾病。旨在提高全民族的健康与身体素质，消除医学知识的不对等，把健康知识送到每一个家庭，帮助大家实现身心健康的理想。本套丛书的章节结构如下。

第一章 疾病扫盲——若想健康身体好，基础知识须知道；

第二章 发病信号——疾病总会露马脚，练就慧眼早明了；

第三章 诊断须知——确诊病症下对药，必要检查不可少；

第四章 治疗疾病——合理用药很重要，综合治疗效果好；

第五章 康复调养——三分治疗七分养，自我保健恢复早；

第六章 预防保健——运动饮食习惯好，远离疾病活到老。

按照以上结构，作者根据在临床工作中的实践体会，和就诊时患者经常提出的一些问题，对 100 种常见疾病做了系统的介绍，内容丰富，深入浅出，通俗易懂。通过阅读，能使读者在自己的努力下，进行自我保健，以增强体质，减少疾病；一旦患病，以利尽早发现，及时治疗，早日康复，将疾病带来的损害降至最低限度。一书在手，犹如请了一位与您面对面交谈的专家，可以随时为您答疑解惑。丛书不仅适合患者阅读，也适用于健康人群预防保健参考所需。限于水平与时间，不足之处在所难免，望广大读者批评、指正。

编者

2015 年 10 月

目录

第1章 **疾病扫盲**
——若想健康身体好，基础知识须知道

第2章 发病信号

——疾病总会露马脚，练就慧眼早明了

第5章　康复调养
——三分治疗七分养，自我保健恢复早

第6章　预防保健
——运动饮食习惯好，远离疾病活到老

第 1 章

疾病扫盲

若想健康身体好，基础知识须知道

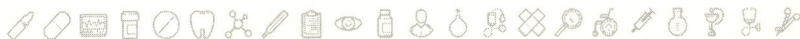

妇科炎症的概念

妇科炎症是女性的常见疾病，主要是指女性生殖器官的炎症，包括外阴、前庭大腺、阴道、宫颈、子宫体、输卵管、卵巢、盆腔受到各种病菌侵袭感染后发生的炎症。

妇科炎症以出现外阴瘙痒、灼热、肿痛、阴道充血、白带豆腐渣样、白带量多、性交疼痛、尿频、尿急、下腹坠胀等为常见症状。

常见妇科炎症概况

（1）阴道炎

阴道炎是由于病原微生物（包括淋病双球菌、霉菌、滴虫等微生物）感染而引起的阴道炎症。阴道炎根据年龄和感染源的不同，可分为老年性阴道炎、滴虫性阴道炎、霉菌性阴道炎、淋病性阴道炎、阿米巴性阴道炎、阴道嗜血杆菌性阴道炎、婴幼儿阴道炎、气肿性阴道炎和非特异性阴道炎、细菌性阴道炎。

（2）子宫炎症

①宫颈炎。子宫颈是阻止病原微生物进入子宫、输卵管以及卵巢的一道重要防线，因此子宫颈易受到各种致病因素的侵袭而发生

炎症，导致宫颈炎。

宫颈炎有急性和慢性两种，其中慢性宫颈炎最常见。宫颈炎多是由于子宫颈因分娩、流产及手术损伤，或局部经长期刺激感染细菌所致，主要症状是白带增多。

急性宫颈炎的症状有：白带增多，呈脓性，伴腰痛，下腹不适，有尿频、尿急、尿痛等膀胱刺激征。体征为宫颈充血，水肿，有触痛。

慢性宫颈炎的症状有：白带多，呈乳白色或淡黄色脓性，或白带中夹有血丝，或性交出血，伴外阴瘙痒，腰骶部疼痛，经期加重。

宫颈糜烂是最常见的一种慢性宫颈炎。表现为宫颈不同程度的糜烂，肥大或有息肉，宫颈外口处的宫颈阴道部分外观呈细颗粒状的红色。

正常子宫颈表面被一层鳞状上皮所覆盖，表面光滑，呈粉红色。宫颈深部组织由于感染发生慢性炎症，使表面上皮营养障碍而脱落，上皮的剥脱面逐渐被子宫颈管的柱状上皮所覆盖，而柱状上皮很薄，可以透见下方的血管及红色间质，所以表面发红，这就是宫颈糜烂。

宫颈糜烂的表现：白带增多，呈乳白黏液状，或淡黄色脓性，伴有息肉形成，血性白带，性交出血。当炎症扩散到盆腔时，可有腰骶部疼痛。食少神疲，面色少华，根据糜烂面积大小，可分为轻度、中度和重度三种。宫颈糜烂与宫颈癌有密切的关系。

危害：引发阴道粘连、阴道积脓或宫腔积脓。

②子宫内膜炎。子宫内膜炎是子宫内膜的炎症。按照病程的长短，可以分为急性子宫内膜炎和慢性子宫内膜炎两种。发生子宫内膜炎之后，整个宫腔常常发生水肿、渗出，急性期还会导致全身症状，出现发热、寒战、白细胞增高、下腹痛，白带增多，有时为血性或有恶臭，有时子宫略大，子宫有触痛。慢性者表现也基本相同，也可有月经过多、下腹痛及明显腰骶酸胀。

（3）附件炎。女性内生殖器官中，输卵管、卵巢被称为子宫附件。附件炎是指输卵管和卵巢的炎症。但输卵管、卵巢炎症常常合并有宫旁结缔组织炎、盆腔腹膜炎，且在诊断时不易区分，这样，盆腔腹膜炎、宫旁结缔组织炎，也就被划入附件炎范围了。在盆腔器官炎症中，以输卵管炎最常见，由于解剖部位相互邻近的关系，往往输卵管炎、卵巢炎、盆腔腹膜炎同时并存且相互影响。

（4）盆腔炎。盆腔炎指女性生殖道（子宫、输卵管、卵巢）及其周围组织的炎症，主要包括子宫内膜炎、输卵管炎、输卵管卵巢脓肿（TOA）和盆腔腹膜炎。炎症可局限于一个部位，也可同时累及几个部位，最常见的是输卵管炎和输卵管卵巢炎。盆腔炎多发生在性活跃期、有月经的妇女，初潮前、绝经后或未婚者很少发生盆腔炎，若发生盆腔炎也往往是邻近器官炎症的扩散。按其发病过程、临床表现可分为急性与慢性两种，同时伴有需氧菌和厌氧菌的感染。

👨 女性外生殖器是如何构成的

女性生殖系统分为外生殖器和内生殖器。女性外生殖器又称外阴，指生殖器官的外露部分，包括两股内侧从耻骨联合到会阴之间的组织。

（1）阴阜。阴阜是耻骨联合前方的皮肤隆起，皮下富有脂肪。青春期该部皮肤开始生长阴毛，分布呈尖端向下的三角形。阴毛的密度和色泽存在种族和个体差异。

（2）大阴唇。大阴唇是邻近两股内侧的一对纵长隆起的皮肤皱襞，起自阴阜，止于会阴。两侧大阴唇前端为子宫圆韧带终点，后端在会阴体前相融合，分别形成阴唇的前、后联合。大阴唇外侧面与皮肤相同，内有皮脂腺和汗腺，青春期长出阴毛；其内侧面皮肤湿润似黏膜。大阴唇皮下脂肪层含有丰富的血管、淋巴管和神经，受伤后易出血形成血肿。未婚妇女两侧大阴唇自然合拢；经产妇由于受分娩的影响大阴唇向两侧分开；绝经后由于激素水平低大阴唇呈萎缩状，阴毛稀少。

（3）小阴唇。小阴唇是位于大阴唇内侧的一对薄皱襞。表面湿润、

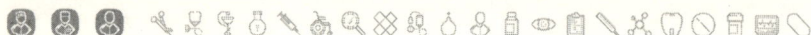

色褐、无毛,富含神经末梢,故非常敏感。两侧小阴唇在前端相互融合,并分为前后两叶包绕阴蒂,前叶形成阴蒂包皮,后叶形成阴蒂系带。小阴唇后端与大阴唇后端相会合,在正中线形成阴唇系带。

(4)阴蒂。阴蒂位于两小阴唇顶端的联合处,系与男性阴茎相似的海绵体组织,具有勃起性。它分为三部分,前端为阴蒂头,显露于外阴,富含神经末梢,极敏感;中为阴蒂体;后为两个阴蒂脚,附着于两侧耻骨支。

(5)阴道前庭。阴道前庭为两侧小阴唇之间的菱形区。其前为阴蒂,后为阴唇系带。在此区域内,前方有尿道外口,后方有阴道口,阴道口与阴唇系带之间有一浅窝,呈舟状窝(又称阴道前庭窝),经产妇因受分娩影响,此窝不复见。在此区域内尚有以下各部分。

①前庭球。又称球海绵体,位于前庭两侧,由具有勃起性的静脉丛构成,其前部与阴蒂相接,后部与前庭大腺相邻,表面被球海绵体肌覆盖。

②前庭大腺。又称巴氏腺,位于大阴唇后部,被球海绵体肌覆盖,如黄豆大,左右各一。腺管细长(1~2cm),向内侧开口于前庭后方小阴唇与处女膜之间的沟内。性兴奋时分泌黏液起润滑作用。正常情况下不能触及此腺。若因腺管口闭塞,可形成囊肿或脓肿,则能看到或触及。

③尿道口。尿道口位于阴蒂头后下方的前庭前部，略呈圆形。其后壁上有一对并列腺体称为尿道旁腺，其分泌物有润滑尿道口作用。此腺常有细菌潜伏。

④阴道口及处女膜。阴道口位于尿道口后方的前庭后部。其周缘覆有一层较薄的黏膜，称为处女膜。膜的两面均为鳞状上皮所覆盖，其间含有结缔组织、血管与神经末梢，有一孔，多在中央，孔的形状、大小及膜的厚薄因人而异。处女膜可在初次性交或剧烈运动时破裂，分娩时进一步破裂，产后仅留有处女膜痕。

女性内生殖器是如何构成的

女性内生殖器包括阴道、子宫、输卵管及卵巢，后两者合称子宫附件。

（1）阴道。阴道为性交器官，也是月经血排出及胎儿娩出的通道。位于真骨盆下部中央，呈上宽下窄的管道，前壁长 7 ~ 9cm，与膀胱和尿道相邻；后壁长 10 ~ 12cm，与直肠贴近。上端包绕宫颈，下端开口于阴道前庭后部。环绕宫颈周围的部分称阴道穹窿。按其位置分前、后、左、右 4 部分，其中后穹窿最深，与盆腔最低部位的直肠子宫陷凹紧密相邻，临床上可经此处穿刺或引流。

（2）子宫。子宫是有腔的肌性器官，呈前后略扁的倒置梨形，重约 50g，长 7 ~ 8cm，宽 4 ~ 5cm，厚 2 ~ 3cm，宫腔容量约 5ml。子宫上部较宽称宫体，其上端隆突部分称宫底，宫底两侧为宫角，与输卵管相通。子宫下部较窄呈圆柱状称宫颈。宫体与宫颈的比例因年龄而异，婴儿期为 1：2，成年妇女为 2：1，老人为 1：1。

宫腔为上宽下窄的三角形，两侧通输卵管，尖端朝下通宫颈管。在宫体与宫颈之间形成最狭窄的部分称子宫峡部，在非孕期长约 1cm，其上端因解剖上较狭窄，称解剖学内口；其下端因黏膜组织在此处由宫腔内膜转变为宫颈黏膜，称组织学内口。妊娠期子宫下部逐渐伸展变长，妊娠末期可达 7~10cm，形成子宫下段。宫颈内腔呈梭形称宫颈管，成年妇女长 2.5~3.0cm，其下端称宫颈外口。宫颈下端伸入阴道内的部分称宫颈阴道部；在阴道以上的部分称宫颈阴道上部。未产妇的宫颈外口呈圆形；已产妇的宫颈外口受分娩影响形成横裂，而分为前唇和后唇。

子宫位于盆腔中央，膀胱与直肠之间，下端接阴道，两侧有输卵管和卵巢。当膀胱空虚时，成人子宫的正常位置呈轻度前倾前屈位，主要靠子宫韧带及盆骨底肌和筋膜的支托作用。正常情况下宫颈下端处于坐骨棘水平稍上方，低于此水平即为子宫脱垂。

（3）输卵管。输卵管为精子与卵子相遇受精的场所，也是向宫腔运送受精卵的通道。为一对细长而弯曲的肌性管道，位于阔韧带的上缘内 2/3 部，内侧与宫角相连通，外端游离，与卵巢接近。全长 8 ~ 14cm。根据输卵管的形态由内向外分为 4 部分。

①间质部或称壁内部。为位于子宫壁内的部分，狭窄而短，长约 1cm。

②峡部。在间质部外侧，管腔较窄，长 2 ~ 3cm。

③壶腹部。在峡部外侧，管腔较宽大，长 5 ~ 8cm。

④伞部。为输卵管的末端，长约 1 ~ 1.5cm，开口于腹腔，游离端呈漏斗状，有许多细长的指状突起称输卵管伞，有"拾卵"作用。

（4）卵巢。卵巢为一对扁椭圆形的性腺，具有产生卵子和激素的功能。卵巢的大小、形状随年龄而有差异。青春期前，卵巢表面光滑；青春期开始排卵后，表面逐渐凹凸不平。成年妇女的卵巢约 4cm×3cm×1cm，重 5 ~ 6g，呈灰白色；绝经后卵巢萎缩变小变硬。卵巢位于输卵管的后下方，卵巢系膜连接于阔韧带后叶的部位有血管与神经出入卵巢称卵巢门。卵巢外侧以盆骨漏斗韧带连于骨盆壁，内侧以卵巢固有韧带与子宫相连。

卵巢表面无腹膜，由单层立方上皮覆盖称表面上皮。上皮的深面有一层致密纤维组织称卵巢白膜。再往内为卵巢实质，又分为皮质与髓质。皮质在外层，内有数以万计的始基卵泡及致密结缔组织；

髓质在中央，无卵泡，含有疏松结缔组织及丰富的血管、神经、淋巴管以及少量与卵巢悬韧带相连续的平滑肌纤维，后者对卵巢运动有作用。

女性为什么较男性易患炎症

女性生殖器官无论从外形上还是功能上均与男性生殖器官截然不同，具有其独特性。

（1）女性易患炎症的生理因素

①女性外阴部位皮肤非常娇嫩，皮肤汗腺丰富，皱褶多，隐蔽不暴露，透气性差，最容易被病菌攻击。

②女性的生殖器、腹腔与外界是相通的，这是女性生殖器的独特之处，病菌可由阴道进入子宫。

③通常情况下，阴道内有大量的乳酸杆菌，它分解糖原产生乳酸，使阴道内呈酸性环境，不利于有害菌的生长，但在局部抵抗力下降时，有些病菌和病原体就会乘虚而入。

④阴道口与尿道口、肛门临近，受到尿液、粪便的污染，容易滋生病菌。

⑤由于月经、妊娠等原因，子宫颈长期浸泡于刺激性的分泌物中，

上皮脱落，容易导致宫颈内膜褶皱以及腺体内多种病原体潜藏其中。

（2）女性易患炎症的病理原因

①经期不注意卫生，使用不洁卫生垫，经期性生活等。

②宫腔手术操作消毒不严。

③人流、分娩等妇科手术对宫颈及阴道造成损伤，引发感染。

④女性外阴和阴部黏膜是参与性活动的重要器官，性生活会对局部组织产生损伤或交叉感染。

⑤感染传播疾病，不洁性生活、性交过频导致病原体的入侵。

妇科炎症的误区

几乎每位成年女性的一生中都会遇到妇科炎症。女性在认识和防治妇科炎症方面该怎么做？这对很多女性来说，都是一个说不清、道不明的问题。妇科炎症的常见八大误区，给大家介绍如下。

误区一：见多不怪。

单位每次组织体检，总会发现大多数女同事都有不同程度的妇科炎症，如阴道炎、宫颈糜烂。由于这些炎症太常见，有些人就觉得无所谓，况且也没什么大碍，用不着专门到医院治疗。

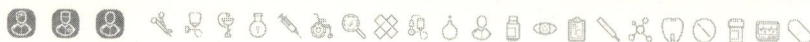

误区二：过度清洗。

有些女性特别讲究卫生，不少人会想当然地认为，清洁卫生、勤洗勤换，肯定错不了。于是乎，阴部感觉不够干爽、舒服，就用洗液冲冲、洗洗，这对于很多女性是一个习惯性动作，有人甚至天天坚持做阴道冲洗。每天清洗外阴的同时，还频繁使用中西药清洗剂、高锰酸钾溶液或碱性肥皂水。

殊不知，这是一个很大的误区。其实，健康女性的阴道和口腔一样，平时就有几十种细菌在滋生，只是由于阴道"卫士"的存在而相安无事。乳酸杆菌就是其中的"卫士"之一，它可以将阴道细胞内的糖原分解成乳酸，使阴道维持一定的酸度，从而限制致病菌繁殖。但醋、水、抗菌剂等洗液成分，往往在把有害细菌冲洗出阴道的同时，连带把保护人体的细菌也杀得一干二净，因而破坏了局部的酸性环境，使阴道无法实现自我保护。

更为糟糕的是，如果冲洗过程中方法错误，病菌还会伺机搭上"顺风车"，长驱直达阴道深处甚至子宫。

误区三：恋上丁字裤。

丁字裤是一种能充分展示女性魅力的时髦装束，受到许多年轻女性的青睐。其实，因丁字裤造型特殊，很容易造成与女性会阴等娇嫩处皮肤的摩擦，诱发阴道炎，还会压迫肛门周围血管，增加女性痔疮的发病率。

误区四：清除白带。

有些女性认为白带是不洁之物，甚至每次清洗阴部时，还将手指裹上她们认为干净的湿巾伸入阴道擦洗，以求彻底清除。但是结果往往适得其反，白带反而越来越多。

误区五：私下处理。

有些女性得了妇科炎症后羞于就医，或为了省钱在不具备行医资格的诊所就诊。

误区六：使用抗生素。

目前，虽然国家对抗生素的购买有限制，但是很多女性仍能通过各种渠道拿到抗生素，她们把抗生素当作保健药长期使用。

误区七：女性病女性治。

一些女性患上生殖道炎症后，怕丈夫或男友怀疑自己有生活作风问题而不敢告诉对方。于是，就只有女性一方进行治疗。另一方面，男性也认为妇科炎症是女人的事，与自己无关，也就对此不予关注。

误区八：有病就人流。

天下的父母都期待自己能生个健康的宝宝。因此，一些育龄女性在怀孕后一旦发现自己患有妇科炎症，第一个念头就是：肚子里的胎儿肯定受影响了。于是毫不犹豫地选择做人工流产。

妇科炎症反复发作的"真相"

一项关于妇科炎症复发的调查报告显示：99%的女性患过妇科炎症后都遭遇过复发的困扰，39%的女性认为这一问题对夫妻生活存在重大影响，部分甚至因此引起夫妻猜忌，导致家庭破裂，所以"复发"之害远比"发作"更加令人咬牙切齿。要想从根本上解决妇科炎症复发的问题，那就必须了解复发背后的真相，从而对症处理，彻底治疗。

（1）熬夜加班、夜生活、不健康的生活方式

妇科炎症也是一种"生活方式病"，由于生活工作的压力，有些人经常应酬、夜生活频繁，经常加班到半夜二三点钟才休息，生物钟打乱，身体抵抗力下降，私处免疫力不断降低，有害菌乘虚而入，即便平时注意个人卫生，但抵抗力差还是会诱发炎症。因此建议女性朋友要保持轻松的心态，身体抵抗力也能随之上升，疾病也会跟着减少。

①长期久坐。习惯久坐的妇女会阴部透气不良，血液循环受阻，因而比较容易发生感染。为此，提醒女性朋友改变自己的久坐习惯。

②长期使用护垫。有些女性习惯长期使用护垫，这样同样容易使会阴部透气不良而致感染。为此，建议女性朋友只在月经将净或

月经将至时短期使用护垫。

③清洗不当。有些女性清洗时将手指或毛巾伸入阴道，这样容易将细菌带入阴道，引起或加重感染。所以，应尽量避免发生类似情况。

（2）肥皂、抗生素、落后的清洗方法

有些女性朋友，用肥皂、浴液洗，要么用抗生素或中药浸浴，这通常不能保护有益菌的生存，从而影响菌群的平衡，虽然能暂时缓解症状，却不能从根本上解决，致使炎症反复发作。女性还要尤其注意月经前后的阴道健康，切不可大意，应该要通过科学的洗护方法和合理的洗护习惯，顺利度过女性生理周期的最薄弱阶段。

（3）性生活不清洁——被忽略的主动保护

不洁性生活使外来细菌被带入，残留阴道的碱性精液改变阴道正常的环境，从而导致炎症的复发。日本研究者认为，性生活导致的妇科炎症复发率高达90%。在韩国，性爱前互相清洁是夫妻共同的责任，但在我国，主动采取清洁措施的不到1%。可见为了健康，性生活前后应该注意清洁卫生。

（4）用药疗程不足——未被重视的问题

用药疗程不足是妇科炎症患者最常见的问题，部分患者经治疗后由于症状得到缓解或消除而自己选择停止用药，不再配合医生治疗，结果使病菌受到抑制，而疾病尚未彻底治愈，当阴道的 pH 值发生改变时，妇科炎症就会再次复发；此外有部分患者疗效不佳时频繁换药，周而复始，也是炎症久治不愈的主要原因。

（5）乱用药，人为拖延病情，致使炎症迁延难愈

大多数女性朋友对妇科炎症没有引起足够的重视。另外，一些女性喜欢忍，加之工作繁忙，喜欢自行到药店买一些消炎止疼片，造成了人为地拖延病情。如果妇科炎症在急性期没有得到彻底治愈，转为慢性炎症后，往往经久不愈、反复发作，建议女性朋友有病及时到正规的医院接受正规治疗。

（6）可能存在其他并发症

有的阴道炎患者虽然经过了正规治疗，但阴道炎仍反复发作。对于这类患者，应考虑她是否合并其他疾病，如糖尿病、性病等，需做进一步检查。另外，应强调夫妻同查同治，以免反复相互传染。

幼女为什么也会患妇科炎症

成熟女性阴道 pH 值呈弱酸性，在一定程度上有抑制细菌繁殖、预防感染的能力，而幼女外阴发育差，缺乏雌激素，阴道内 pH 值较高，因此抗感染能力差，易被细菌感染。加之幼儿又有随处乱坐的习惯，

并且外阴易被尿液、粪便浸渍，使易感因素增加，因此婴幼儿易患外阴炎和阴道炎。

妇科炎症带来的尴尬

妇科炎症让女性的生活遭遇很多尴尬和烦恼。

（1）阴道炎——痒

外阴瘙痒，让遭受其苦的女性朋友坐立难安。有时痒得厉害，总情不自禁地想用手去挠，但又要考虑到"形象"问题，故总是做出种种不雅的动作，解决难忍之"痒"，给工作和学习带来很多不便，又难以启齿。

解析：外阴异常瘙痒，时有灼痛感，阴道分泌物增多，并且伴有些许异味，这些是阴道炎的典型症状。阴道炎是女性生殖系统的常见疾病之一，在发病的过程中伴有阴道黏膜的损伤及自洁系统的破坏。

（2）宫颈炎——湿

白带增多，会使女性有非常不适的感觉，过多的白带会使女性觉得下体有湿湿的感觉，浑身不自在。更有甚者，多到溢在裤子或裙子上的程度，即使用了护垫也不管用，衣服上的斑斑点点给女性造成很大的心理障碍，自信心也随之消失。

解析：白带增多、白带夹杂血丝，这些是宫颈炎的典型表现。宫颈炎发生于任何年龄的女性，临床上以慢性宫颈炎多见。主要表现为白带多，呈乳色，黏稠的黏液或脓性黏液，有时可伴有血丝或夹有血丝，伴外阴分泌物刺激引起瘙痒、腰骶部疼痛、下腹坠胀等临床症状。

长期慢性机械性刺激是导致宫颈炎的主要诱因。另外，慢性宫颈炎可引发其他宫颈疾病。

（3）盆腔炎——痛

盆腔炎带来的疼痛会让女性在每个月的那几天里像失去光泽的花朵一样暗淡无光。小腹疼痛严重的时候，甚至不能进行正常的工作和学习。

解析：白带增多、发热、下腹痛，有时感觉恶心，全身乏力，这些都是盆腔炎的典型症状。盆腔炎是妇科常见病，急性的可导致败血症、感染性休克等严重后果，迁延不愈可导致慢性盆腔炎而容易引起不孕等后果。

🩺 手淫会导致外阴阴道炎吗

　　首先要说明的是，手淫本身并不一定会导致会阴、阴道炎之类的感染，经期手淫本身也未必会导致这类感染。感染的可能原因包括手淫的方式是什么，如果仅刺激阴蒂，一般不会造成感染，如果向阴道内捅入异物，则可能造成感染。例如，手淫时以裤带、钢笔等物捅入阴道，这些不洁物的刺激或它们造成的擦伤，会导致感染。如果注意卫生的话，不论采取什么方式的手淫都不应该造成感染，相反，若是手或会阴不清洁，或手淫动作过于剧烈造成损伤时，感染就难免要发生了。可见只有不清洁或不适当的（方式、时间或力度）手淫才有可能造成感染。正如性病是经由性交传染的，但问题不在于性交本身，而在于混乱的性关系。其实，国外有的医生还主张通过手淫获得性高潮以缓解痛经，可见手淫本身是没有罪过的。另外，手淫也不会引起其他身体损害，所以不必先为手淫而自责。不懂得手淫无害才是无知的表现。

　　外阴阴道炎的发生主要因为机体自然的防御机制受到损伤，如外伤、化纤内裤或月经垫的摩擦、粗暴性交或手淫、滥用市面上的一些具腐蚀性的伪劣润滑剂或催欲药、异物或阴道隔膜等避孕工具的刺激、不洁的性交或阴道操作时污染、长期阴道出血或白带过多

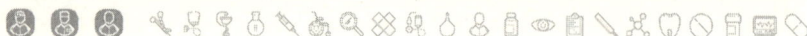

的刺激、害怕性病或总认为生殖器不干净而过分地灌洗，凡此种种均可因机械的、化学的、病原微生物的、菌群失调的因素等造成感染，其次因为机体的生理状况发生变化，如婴幼儿、经期、孕期、产褥期、绝经期等性激素低下、缺乏或失调时也易遭到感染。此外，当身体罹患某些疾病如糖尿病时也特别容易出现这类感染。感染的细菌等多来自肛门或不洁的手，例如数过钱的手就很脏，因此便前要认真洗手，擦拭应由前向后。

警惕宫颈炎发病年轻化

宫颈炎是女性的常见疾病，可通过阴道炎的致病菌上行感染而来，也可由于不良卫生习惯、不洁性生活感染而来，其中高危型人乳头瘤病毒（HPV）感染引起的宫颈炎是进一步发展为宫颈癌的重要因素。但由于宫颈炎是常见疾病，有的症状轻微，不明显甚至无典型症状，相当一部分女性对它没有引起足够的重视。

近几年宫颈炎发病呈现年轻化的趋势，有的甚至是十几岁的女孩，可见宫颈炎施虐到何种地步。

宫颈炎的发生与什么有关

宫颈炎的发生逐渐年轻化，这与过早性生活、性生活不洁以及性生活紊乱等因素有关。过早性生活指 18 岁以前已有性生活，此时由于生殖道尚未发育成熟，一旦感染上了 HPV 病毒以后，容易患上宫颈炎甚至进一步发展成宫颈癌。据统计资料显示，宫颈癌患者中约 50% 有过早性生活史。

由于宫颈炎以及早期的宫颈癌症状不明显甚至没有症状，所以建议那些开始有性生活的女性，无论年龄大小，最好能定期到医院做防癌筛检。筛检包括 HPV 病毒检查和宫颈刮片检查，如果 2 项检查的结果都为阴性，则 5 年内不太可能得宫颈癌，因为宫颈癌的癌前病变阶段较长，约 5 ~ 10 年。但这也不是绝对的，如果患者出现不适症状，一定要及时去医院就诊。

宫颈炎为何导致不孕

慢性宫颈炎是妇科疾病中最常见的一种，多见于分娩、流产、刮宫或手术损伤宫颈后，病原菌侵入而引起感染，并可由急性宫颈炎转变而来。往往是急性宫颈炎治疗不彻底，病原菌隐居于宫颈黏

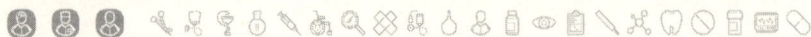

膜内而形成慢性炎症。

许多女性急性宫颈炎症状不太明显，一般常被忽略而直接发生慢性宫颈炎。慢性炎症是一个长期性的炎症，阴道分泌物过多的患者，约20%～25%是由宫颈炎所致，若因炎症造成的白带黏稠脓性，会不利于精子通过宫颈管，从而导致不孕，而且长期的炎症刺激，致病菌的侵袭，也不利于受精卵存活，容易导致流产。

宫颈糜烂对生育的影响

一般来说，宫颈糜烂患者的宫颈分泌物会明显增多，并且质地黏稠，由于含有大量白细胞，当精子通过子宫颈时，炎症环境会降低精子的活力，黏稠的分泌物同样使得精子难以通过。炎症细胞还会吞噬大量的精子，剩下的部分精子还会被细菌及其毒素破坏。如果有大肠埃希菌感染，还会使精子产生较强的凝集作用，使精子丧失活力。以上各种对精子的毒害作用使精子能量消耗过多，寿命变短，这样既对精子的活动度产生了一定影响，同时又妨碍精子进入宫腔，从而最终减低精子和卵子结合的机会。因此，从总体上而言，宫颈糜烂人群的生育能力普遍低于正常人群。但是发生宫颈糜烂后一定会导致不孕吗？这也不是肯定的，只要及时治疗，疾病尽早治愈，宫颈糜烂就不能威胁到生育了。

宫颈糜烂如果得不到积极的治疗，别说会引起不孕，以后伴发恶性肿瘤的机会也会随之增高。所以发现了宫颈糜烂一定要采取积极的治疗。

现在的新技术"SPA射频消融术"治疗宫颈糜烂95%都能治愈，它是通过射频超导探头将体外发射的超声波穿过软组织而聚集到宫颈内的病变组织，使之在热凝中发生蛋白变性、消融、脱落。治疗中不损伤宫颈周围组织、边缘无炭化及粘连、不易感染，止血快、无需住院，治愈后不影响正常的生理功能，深得女性好评。

宫颈糜烂不治疗小心癌变

我们知道疾病的发生并不是独立的，它与很多因素都有联系，一种疾病的发生可能是因为另一种疾病的迁延不愈而发展来的，特别是生殖系统的疾病，如果不及时治疗常常会迁延出很多其他的疾病。

（1）阴道炎与宫颈炎。阴道炎是因为阴道内弱酸环境的变化，引起菌群失调而导致的细菌大量繁殖，带来一系列的症状，或者是机体抵抗力减弱，外来致病菌的侵袭，使得环境改变，菌群失调而出现的一系列症状。阴道炎如果不及时治疗的话，致病菌就会上行感染导致宫颈炎的发生，因为宫颈是阴道进入子宫的通道。致病菌的大量繁殖及感染很容易引发宫颈疾病，并出现一系列的症状。

阴道炎的患者可有阴道瘙痒，灼痛，白带异常，异味，可呈脓性、浆液性、豆腐渣性的变化并有臭味，细菌上行感染至宫颈，不及时治疗还会引起宫颈糜烂，可出现阴道血性白带、性交疼痛、接触性出血、腰酸背痛等。这种疾病会影响女性的生育，因为它不利于精子的存活和通过，大大降低了生育的机会。这种情况也加大了受精的困难，减小了妊娠的可能，容易造成流产，这对想生宝宝的女性来说无疑是很大的阻碍。

（2）宫颈糜烂与盆腔炎。宫颈糜烂的症状在早期也不易被发现，细菌继续上行感染会导致盆腔炎，盆腔炎主要是指输卵管的炎症，输卵管炎症会导致输卵管粘连，就是接受卵子的一端（称之为伞端）部分地或全部闭锁，也可使输卵管内层黏膜因炎症粘连，使管腔变窄或闭锁。这样，使卵子、精子或受精卵的通行发生障碍，导致不孕。严重的盆腔炎可蔓延至盆腔腹膜、子宫及子宫颈旁的组织，最终导致这些器官组织变硬，活动不灵，使输卵管失去柔软蠕动的生理性能，变得僵硬、扭曲，管腔完全堵塞，达到无法医治的程度。

（3）宫颈糜烂与宫颈癌。宫颈糜烂假如得不到积极的治疗，以后伴发恶性肿瘤的机会也会随之增高。因为糜烂面得不到治疗，细胞有可能会出现变化，可能出现癌变。所以发现了宫颈糜烂一定要采取积极的治疗。

盆腔炎的概念

盆腔炎（PID）指女性上生殖道及其周围组织的炎症，主要包括子宫内膜炎、输卵管炎、输卵管卵巢脓肿（TOA）和盆腔腹膜炎。炎症可局限于一个部位，也可同时累及几个部位，最常见的是输卵管炎和输卵管卵巢炎。急性盆腔炎发展可引起弥漫性腹膜炎、败血症和感染性休克，严重者可危及生命。若急性期未能彻底治愈，则转为慢性盆腔炎，往往经久不愈，并可反复发作，导致不孕、输卵管妊娠、慢性盆腔痛，严重影响妇女健康，且增加家庭与社会经济负担。

盆腔炎的病原体有两个来源

（1）内源性病原体。来自寄居于阴道内的菌群，包括需氧菌及厌氧菌，可为单纯需氧菌或单纯厌氧菌的感染，但多数是需氧菌及厌氧菌的混合感染。主要的需氧菌及兼性厌氧菌有金黄色葡萄球菌、

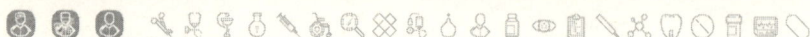

溶血性链球菌、大肠埃希菌等；厌氧菌有脆弱类杆菌、消化球菌、消化链球菌等。厌氧菌感染的特点是容易形成盆腔脓肿、感染性血栓静脉炎，脓液有粪臭并有气泡，据文献报告 70% ～ 80% 盆腔脓肿可培养出厌氧菌。

（2）外源性病原体。主要为性传播疾病的病原体，如衣原体、淋病奈瑟菌及支原体，其他有绿脓杆菌、结核杆菌等。在我国，淋病奈瑟菌、衣原体引起的盆腔炎在明显增加。性传播疾病常同时伴有需氧菌及厌氧菌感染，可能是衣原体或淋病奈瑟菌感染造成输卵管损伤后，容易继发需氧菌及厌氧菌感染。

盆腔炎的感染途径

（1）沿生殖道黏膜上行蔓延。病原体侵入外阴、阴道后，或阴道内的菌群沿宫颈黏膜、子宫内膜、输卵管黏膜蔓延至卵巢及腹腔，是非妊娠期、非产褥期妇女盆腔感染主要途径。淋病奈瑟菌、衣原体及葡萄球菌等常沿此途径扩散。

（2）经淋巴系统蔓延。病原体经外阴、阴道、宫颈及宫体创伤处的淋巴管侵入盆腔结缔组织及内生殖器其他部分，是产褥感染、流产后感染及放置宫内节育器后感染的主要途径。链球菌、大肠埃希菌、厌氧菌多沿此途径蔓延。

（3）经血循环传播。病原体先侵入人体的其他系统，再经血循环感染生殖器，为结核菌感染的主要途径。

（4）直接蔓延。腹腔其他脏器感染后，直接蔓延到内生殖器，如阑尾炎可引起右输卵管炎。

附件炎容易"盯上"十种人

（1）清洗外阴不科学的女性。如先洗肛门再洗阴部，肛门处的细菌会进入阴道，上行导致附件炎。经期盆浴也容易导致病菌入侵，引发附件炎。

（2）未经严格消毒而进行的宫腔操作。如吸宫术、子宫输卵管碘油造影、子宫颈管治疗以及消毒不严格的产科手术等均可以造成附件炎。

（3）上环的女性。宫内节育器本身并不会引起附件炎，但如果放置节育器时没有严格无菌操作，或者放置节育器后不注意个人卫生则会引起附件炎。

（4）结核病患者。结核病患者未治疗或者治而未愈，身体内有潜伏感染病灶时，结核杆菌可以经血行传播引起附件炎。其他病菌的潜在感染也可以引起附件炎，但以结核杆菌最为常见。

（5）附件附近器官炎症患者。如阑尾炎，炎症可通过直接蔓延引起输卵管炎、卵巢炎和盆腔腹膜炎，炎症一般发生在邻近的一侧输卵管及卵巢。

（6）办公室女性。办公室白领们长时间坐着，血液循环不畅，由于盆腔特殊的解剖结构使得静脉血液回流受阻，影响子宫附件毒素的排出，长期积累很容易引发附件炎。

（7）爱穿紧身裤和化纤内裤的女性。紧身裤和化纤内裤透气性差，长期使用，会导致会阴部不透气，阴道排泄物积聚，引发炎症，致病菌上行而诱发附件炎。

（8）不注意局部卫生的女性。勤洗勤换内裤，保持阴部清洁可以避免很多妇科炎症。如果不注意个人卫生，特别是经期、分娩后和流产后，抵抗力下降，病原菌很容易经生殖道上行感染并扩散到输卵管、卵巢，甚至整个盆腔，引起附件炎和盆腔炎。

（9）有不洁性交的女性。某些性传播疾病，如淋病等，感染后淋病双球菌可以沿黏膜向上蔓延，引起附件炎。

（10）闯"红灯"的女性。有些人误把月经期当成绝对安全期，殊不知避免了怀孕却迎来了无尽的烦恼。月经期性交，是给细菌开启了方便之门。月经期性交不仅是附件炎的诱因，还可以诱发妇科其他炎症。

🧑‍⚕️ 附件炎会导致不孕吗

输卵管和卵巢是女性生殖器的附件，它们一旦发生炎症，就称为"附件炎"。可是，女同胞们，尤其是未婚的姑娘们，千万不要因为这种炎症带有"附件"标记就掉以轻心。须知输卵管和卵巢虽是女性生殖器的"附件"，但在生儿育女中却是挑大梁的角色。这两个"附件"若出现严重的炎症，会酿成不孕症。

妇科临床观察，未婚女子在月经期若不注意卫生保健，如外阴不洁，月经用品不洁，病菌就可能穿过阴道进入子宫，引起子宫发炎；炎症再经过血管、淋巴管，或者从子宫腔直接扩散到输卵管，引起输卵管发炎，而输卵管发炎又常波及邻近的卵巢，从而引起附件炎。此外，阑尾炎、腹膜炎等腹腔炎症，也可以波及输卵巢和卵巢，引起这两个"附件"发炎。

患者小腹痛、发热、流黄色白带，这是急性附件炎的典型症状。急性附件炎经及时诊治，很快就会痊愈，倘若治疗不彻底或延误医治，就会转为慢性附件炎。这时，常会感到下腹痛、腰骶酸痛，经期和劳动后疼痛加重。如果卵巢的炎症影响排卵时，就会出现月经不调，

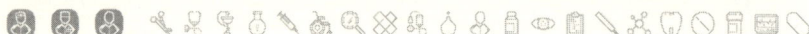

白带增多。每当着凉感冒或身体抵抗力下降时，慢性附件炎就会急性发作，不仅原有的症状加重，还会引起发热、白细胞增多等。

也有一部分年轻女性患者开始罹患附件炎时，急性炎症表现并不明显，待发现时已转成慢性；还有些年轻女性虽然患了慢性附件炎，但因症状不明显自己未觉察，这就麻烦了。因为慢性附件炎往往容易引起输卵管粘连闭塞，以致不能受孕怀胎，造成不孕症。

另外，值得注意的是，由于输卵管和卵巢相邻，发生炎症时不易区分。尤其是输卵管的慢性炎症，时间久了可导致输卵管纤维化、增粗且阻塞不通，还可与周围组织粘连。如输卵管两端闭塞，可形成输卵管积水，积水穿入到粘连于一起的卵巢中，就会形成输卵管卵巢囊肿。这是造成婚后不孕或宫外孕的主要祸端。

在上述子宫、输卵管、卵巢"综合"炎症的基础上，多数患者病情进一步扩展，会引发子宫周围结缔组织发炎和盆腔膜炎。此时，患者可出现高热、寒战等全身症状，下腹部剧烈疼痛，肌肉紧张并可摸到包块，再严重的可引起血栓性静脉炎而出现腿肿、腿痛。

因此，患急性附件炎或慢性附件炎时，都应及时到医院妇科诊治，切不可因害羞而拖延不治。针对附件炎一般采用中医与西药相结合的治疗方法。西医除给予抗生素消炎治疗外，腹腔镜检查还可以发现粘连并随即经腹腔镜行松解手术，即分离粘连，以恢复输卵管功能，再结合中医的巩固疗法一般就可以彻底治愈。

生殖器结核常见的传染途径

（1）血行传播。为最主要的传播途径。青春期时正值生殖器发育，血供丰富，结核菌易发生血行传播。结核杆菌首先侵犯输卵管，然后依次扩散到子宫内膜和卵巢，但侵犯宫颈、阴道、外阴者较少。

（2）直接蔓延。腹膜结核、肠结核可直接蔓延到内生殖器。

（3）淋巴传播。较少见。消化道结核可通过淋巴管传播感染内生殖器。

（4）性交传播。较罕见。男性患泌尿系结核，可通过性交上行传播。

HPV的易感因素有哪些

尖锐湿疣是由 HPV 感染引起的。HPV 是人类乳头瘤病毒的英文简称，是目前已明确的与宫颈病变有关的病原体，HPV 持续感染是宫颈癌的危险因素之一。

（1）性乱和性伴数多。目前研究已明确性乱是造成 HPV 感染的主要易感因素。性伴数增多会增加 HPV 的易感性，即性伴数越多 HPV 易感性越大。

（2）过早性生活。性生活年龄越小，尤其是女性，HPV 易感性及 HPV 感染率增加。

（3）避孕药具。研究显示避孕药具的使用影响 HPV 的易感性，最有争议的是口服避孕药。

（4）妊娠。目前大多数研究资料肯定 HPV 易感性与妊娠有关。

（5）性激素。一些研究显示 HPV 感染率随妇女月经周期呈轻度波动，各年龄组也呈类似改变，故认为 HPV 的易感性与女性激素水平有关。

（6）机体免疫状况。在 HPV 易感因素中，宿主的免疫功能状况起着十分重要的作用。

（7）遗传。鉴于并非所有尖锐湿疣患者的性伴或与尖锐湿疣患者有性接触者均临床发病，和存在非性接触而感染 HPV 出现临床发病者，表明患者的个体可能存在对 HPV 的遗传易感性基因，因而提出 HPV 的遗传易感性因素。

（8）HPV 的其他易感因素。受教育程度较低、营养不良、个人卫生差、肛门外生殖器部位分泌物增多、局部潮湿、皮肤黏膜薄嫩、易受外伤或皮肤黏膜的破损，以及外生殖器官疾病如真菌感染、淋病、非淋菌性尿道生殖道炎、细菌性阴道炎等可增加 HPV 的易感性。

第 2 章

发病信号

疾病总会露马脚，练就慧眼早明了

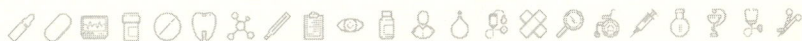

妇科炎症是导致不孕的罪魁祸首

从临床上看，妇科炎症久治不愈或者反复发作是造成女性不孕症发病率逐渐上升的最大原因。

妇科炎症主要包括宫颈炎、盆腔炎、附件炎等。导致这些炎症的病原体分内源性和外源性两大类。其中，内源性病原体是女性生殖道中本来就存在的，例如霉菌、需氧菌、厌氧菌、支原体等；外源性病原体主要是指通过性接触感染的沙眼衣原体。

通常情况下，妇科炎症绝大多数是混合感染，因此需要使用多种抗生素联合治疗。女性在第一次患妇科炎症特别是盆腔炎时，只要积极配合医生连续、有效地用药治疗 14 天以上，基本可以痊愈。可是，有不少患者在治疗三五天后看到症状缓解了，就擅自把药停了，还有的人自己买药乱治，结果导致久治不愈或者反复发作，进而引发输卵管积水、输卵管阻塞、子宫内膜炎、宫腔粘连等后遗症状，造成不孕。

育龄妇女第一次感染盆腔炎后，发生不孕症的概率为 20%～30%；第二次、第三次反复发作，发生不孕症的概率将超过 40%。

非特异性外阴炎

（1）病因。外阴皮肤不洁、穿紧身化纤内裤、经期使用卫生巾导致局部通透性差或潮湿、糖尿病患者糖尿的刺激、粪瘘或尿瘘患者粪便或尿液的长期刺激，均可引起非特异性外阴炎。

（2）临床表现。外阴部位瘙痒、疼痛、烧灼感，于活动、性交、排尿及排便时加重。检查见局部充血、肿胀、糜烂，常有抓痕，严重者形成溃疡或湿疹。慢性炎症可使皮肤增厚、粗糙、皲裂，甚至苔藓样变。

（3）治疗。治疗原则为保持局部清洁、干燥，局部应用抗生素，消除病因。

①病因治疗。积极寻找病因，若发现糖尿病应及时治疗糖尿病，若有尿瘘、粪瘘应及时行修补术。

②局部治疗。可用0.1%聚维酮碘液或1：5000高锰酸钾液坐浴，每日2次，每次15～30分钟。坐浴后涂抗生素软膏。此外，可选用中药局部治疗。急性期还可选用微波或红外线局部物理治疗。

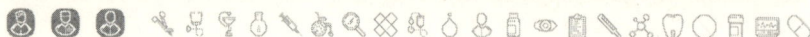

前庭大腺炎

前庭大腺位于两侧大阴唇后 1/3 深部，腺管开口于处女膜与小阴唇之间，正常是看不见和摸不着的。当性交、分娩等情况污染外阴部时，病原体侵入前庭大腺可引起炎症称前庭大腺炎。多见于育龄妇女，临床表现为先有前庭大腺导管炎，随后引起前庭大腺脓肿。

（1）病因及临床表现

①病因。主要病原体为葡萄球菌、大肠埃希菌、链球菌和肠球菌。随着性传播疾病发病率升高，淋病奈瑟菌及沙眼衣原体已成为常见病原体。

②前庭大腺导管炎。急性炎症时，病原体首先侵犯腺管，导致前庭大腺导管炎。临床表现为外阴部一侧疼痛、灼热感，行动不便。检查见局部皮肤红肿、发热、压痛明显，患侧腺体开口处充血，有时可见白色小点。

③前庭大腺脓肿。当腺管开口因肿胀或渗出物凝聚发生阻塞时，脓液不能外流则形成脓肿，称为前庭大腺脓肿。临床表现为外阴部一侧疼痛加剧，部分患者出现发热等全身症状，腹股沟淋巴结可呈不同程度增大。检查时见脓肿直径可达 3 ~ 6cm，局部可触及波动感。腺体开口明显充血及有脓液渗出。当脓肿内压力增大时，表面皮肤

变薄，脓肿自行破溃，若破孔大，可自行引流，炎症较快消退而痊愈；若破孔小，引流不畅，则炎症持续不消退，并可反复急性发作。

（2）治疗

急性炎症发作时，需卧床休息，局部保持清洁。可取前庭大腺开口处分泌物做细菌、淋菌及衣原体培养，确定病原体。根据病原体选用口服或肌内注射抗生素。此外，可选用清热、解毒中药局部热敷或坐浴。脓肿形成后需行脓肿切开引流及造口术，并放置引流条。

前庭大腺囊肿

（1）病因。前庭大腺囊肿系因前庭大腺管开口部阻塞，分泌物积聚于腺腔而形成。病因如下。

①前庭大腺脓肿消退过程中，因腺管开口阻塞，囊腔内的脓液吸收后由腺体分泌物代替而形成囊肿。

②先天性腺管狭窄或腺腔内黏液浓稠，分泌物排出不畅。

③前庭大腺管损伤，如分娩时会阴与阴道裂伤后瘢痕阻塞腺管口，或会阴侧切开术损伤腺管。前庭大腺囊肿可继发感染形成脓肿并反复发作。

（2）临床表现。前庭大腺囊肿多为单侧，也可双侧，囊肿大小不等，若小囊肿且无感染，患者可无自觉症状，往往在妇科检查时方被发现；若囊肿大，患者可有外阴坠胀感或性交不适。检查见外阴部后下方囊肿，可向大阴唇外侧突起，呈椭圆形，囊肿大小不等。

（3）治疗。多采用前庭大腺囊肿造口术，该术式简单，损伤小，术后还能保留腺体功能。

滴虫阴道炎

滴虫阴道炎是由阴道毛滴虫引起的常见阴道炎。阴道毛滴虫适宜在温度 25℃ ~ 40℃、偏碱性（pH 值 5.2 ~ 6.6）的潮湿环境中生长，在 pH 5 以下或 7.5 以上的环境中则不生长。月经前、后阴道 pH 发生变化，经后接近中性，故隐藏在腺体及阴道皱襞中的滴虫于月经前、后常得以繁殖，引起炎症发作。滴虫能消耗或吞噬阴道上皮细胞中的糖原，阻碍乳酸生成，使阴道 pH 升高。滴虫阴道炎患者的阴道 pH 值为 5 ~ 6.5。滴虫不仅寄生于阴道，还可侵入尿道或尿道旁腺，甚至膀胱、肾盂以及男性的包皮皱褶、尿道或前列腺中。

（1）传播方式

①经性交直接传播。由于男性感染滴虫后常无症状，易成为感染源。

②间接传播。经公共浴池、浴盆、浴巾、游泳池、坐式便器、衣服、污染的器械及敷料等传播。

（2）临床表现

25%～50%患者感染初期无症状，潜伏期为4～28日。主要症状和体征如下。

①外阴瘙痒。瘙痒部位主要为阴道口及外阴，间或有灼热、疼痛、性交痛等。

②阴道分泌物增多。分泌物典型特点为稀薄脓性、黄绿色、泡沫状、有臭味。

③其他症状。若合并尿道感染，可有尿频、尿痛，有时可见血尿。阴道毛滴虫能吞噬精子，并能阻碍乳酸生成，影响精子在阴道内存活，可致不孕。

④体征。妇科检查见阴道黏膜充血，严重者有散在出血点，宫颈甚至有出血斑点，形成"草莓样"宫颈，后穹窿有多量白带，呈灰黄色、黄白色稀薄液体或黄绿色脓性分泌物，常呈泡沫状。带虫者阴道黏膜无异常改变。

（3）诊断

典型病例容易诊断，若在阴道分泌物中找到滴虫即可确诊。最简便的方法是生理盐水悬滴法，显微镜下可见到呈波状运动的滴虫及增多的白细胞被推移。此方法的敏感性 60% ~ 70%。对可疑患者，若多次悬滴法未能发现滴虫时，可送培养，准确性达 98% 左右。取分泌物前 24 ~ 48 小时避免性交、阴道灌洗或局部用药，取分泌物时窥器不涂润滑剂，分泌物取出后应及时送检并注意保暖，否则滴虫活动力减弱，造成辨认困难。目前国外有报道聚合酶链反应（PCR）用于滴虫的诊断，敏感性及特异性均与培养法相似。

（4）治疗

因滴虫阴道炎可同时有尿道、尿道旁腺、前庭大腺滴虫感染，治愈此病，全身用药为主，辅助局部治疗。主要治疗药物为甲硝唑。

①全身用药。初次治疗可选择甲硝唑 2g，单次口服；或甲硝唑 400mg，每日 2 ~ 3 次，连服 7 日。口服药物的治愈率为 90% ~ 95%。服药后偶见胃肠道反应，如食欲减退、恶心、呕吐。此外，偶见头痛、皮疹、白细胞减少等，一旦发现应停药。甲硝唑能通过乳汁排泄，若在哺乳期用药，用药物间及用药后 24 小时内不宜哺乳。妊娠期滴虫阴道炎能否口服甲硝唑仍存在争议。但国内仍将甲硝唑列为妊娠期禁用药物，多主张局部用药。

②局部用药。不能耐受口服药物或不适宜全身用药者，可选择阴道局部用药。单独局部用药疗效不如全身用药，局部用药的治愈率≤50%。甲硝唑阴道泡腾片 200mg，每晚 1 次，连用 7 日。

③随访。部分滴虫阴道炎可于月经后复发，治疗后检查滴虫阴性时，仍应每次月经后复查白带，若3次检查均阴性，方为治愈。对治疗失败者增加甲硝唑疗程及剂量仍有效。

外阴阴道假丝酵母菌病

外阴阴道假丝酵母菌病（VVC）是常见外阴、阴道炎症，也称外阴阴道念珠菌病。国外资料显示，约75%妇女一生中至少患过1次外阴阴道假丝酵母菌病。

（1）病原体及诱发因素

80%～90%病原体为白假丝酵母菌，非白假丝酵母菌类占10%～20%，包括光滑假丝酵母菌、近平滑假丝酵母菌、热带假丝酵母菌等。假丝酵母菌适宜酸性环境生长，阴道pH值适宜在4.0～4.7范围，通常＜4.5。白假丝酵母菌为双相菌，有酵母相及菌丝相，酵母相为芽生孢子，在无症状寄居及传播中起作用；菌丝相为芽生孢子伸长成假菌丝，侵袭组织能力加强。假丝酵母菌对热的抵抗力不强，加热至60℃1小时即死亡，但对干燥、日光、紫外线及化学制剂等抵抗力较强。

白假丝酵母菌为条件致病菌，当阴道内菌量极少，呈酵母相并

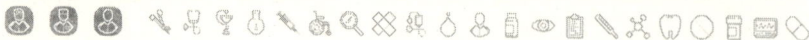

不引起症状，只有在全身及阴道局部细胞免疫能力下降，假丝酵母菌大量繁殖，并转变为菌丝相才出现症状。常见发病诱因如下。

①妊娠及糖尿病时机体免疫力下降，阴道组织内糖原增加，酸度增高，有利于假丝酵母菌生长。

②大量应用免疫抑制剂如皮质类固醇激素或免疫缺陷综合征，使机体抵抗力降低。

③长期应用抗生素，抑制乳杆菌生长，破坏了阴道生态环境，有利于假丝酵母菌的繁殖。

④胃肠道假丝酵母菌的感染，也可同时传染阴道。

⑤其他诱因，如穿紧身化纤内裤及肥胖，也可使会阴局部温度及湿度增加，假丝酵母菌易于繁殖引起感染。

（2）传染途径

①主要为内源性传染，假丝酵母菌作为条件致病菌，除了寄生阴道外，也可寄生于人的口腔、肠道，一旦条件适宜可引起感染。这3个部位的假丝酵母菌可互相传染。

②少部分患者可通过性交直接传染。

③通过接触感染的衣物间接传染。

（3）临床表现

主要表现为外阴瘙痒和阴道分泌物增多。

①外阴瘙痒、灼痛，严重时坐卧不宁，异常痛苦，还可伴有尿频、尿痛及性交痛。

②阴道分泌物增多，分泌物特征为白色稠厚呈凝乳状或豆腐渣样。

③体征。妇科检查外阴可见红斑，水肿，常伴有抓痕。阴道黏膜可见水肿、红斑，小阴唇内侧及阴道黏膜上附有白色块状物，擦除后露出红肿黏膜面，急性期还可见糜烂及浅表溃疡。目前根据其流行情况、临床表现、微生物学、宿主情况、治疗效果而分为单纯性外阴阴道假丝酵母菌病和复杂性外阴阴道假丝酵母菌病。

	单纯性 VVC	复杂性 VVC
发生频率	散发或非经常发作	复发性或经常发作
临床表现	轻到中度	重度
真菌种类	白假丝酵母菌	非白假丝酵母菌
宿主情况	免疫功能正常	免疫力低下、应用免疫抑制剂、糖尿病、妊娠
治疗效果	好	欠佳

（4）诊断

典型病例不难诊断。若在分泌物中找到白假丝酵母菌即可确诊。若有症状而多次湿片检查为阴性，或为顽固病例，为确诊是否为非白假丝酵母菌感染，可采用培养法。pH 值测定具有重要鉴别意义，若 pH < 4.5，可能为单纯假丝酵母菌感染，若 pH > 4.5，并且涂片中有多量白细胞，可能存在混合感染。

（5）治疗

消除诱因，根据患者情况选择局部或全身应用抗真菌药物。

①消除诱因。若有糖尿病应给予积极治疗；及时停用广谱抗生素、雌激素及皮质类固醇激素。勤换内裤，用过的内裤、盆及毛巾均应用开水烫洗。

②局部用药。可选用下列药物放置阴道内：咪康唑栓剂，每晚 1 粒（200mg），连用 7 日；或每晚 1 粒（400mg），连用 3 日；克霉唑栓剂，每晚 1 粒（150mg），连用 7 日；制霉菌素栓剂，每晚 1 粒（10000U），连用 10 ～ 14 日。

③全身用药。对不能耐受局部用药者、未婚妇女及不愿采用局部用药者可选用口服药物。常用药物：氟康唑 150mg，顿服；或伊曲康唑每次 200mg，每日 1 次，连服 3 ～ 5 日。

对于单纯性 VVC，全身用药与局部用药的疗效相似，治愈率 80% ～ 90%；对于复杂性 VVC，如临床表现严重的 VVC、不良宿主的 VVC，无论局部用药还是口服药物，均应延长治疗时间，若为局部用药，延长至 7 ～ 14 日；若为口服氟康唑，则 72 小时后加服 1 次。

④复发性外阴阴道假丝酵母菌病的治疗。由于外阴阴道假丝酵母菌病容易在月经前复发，故治疗后应在月经前复查。若患者经治疗临床症状及体征消失，且真菌学检查阴性后又出现症状，真菌学检查阳性则称为复发。若一年内发作 ≥ 4 次则称 RVVC。

抗真菌治疗分为初始治疗及维持治疗，对于反复复发的患者主张维持治疗：氟康唑 150mg，每周 1 次，共 6 个月；或克霉唑栓剂 500mg，每周 1 次，连用 6 个月；伊曲康唑 400mg，每月 1 次，连用 6 个月。在治疗前应做真菌培养确诊，治疗期间定期复查监测疗效及药物副作用，一旦发现副作用，立即停药。

⑤性伴侣治疗。约 15% 男性与女性患者接触后患有龟头炎，对有症状男性进行假丝酵母菌检查及治疗，以预防女性重复感染。无症状者无需治疗。

⑥妊娠合并外阴阴道假丝酵母菌病的治疗。局部治疗为主，禁用口服唑类药物。可选用克霉唑栓剂、硝酸咪康唑栓剂、制霉菌素栓剂，以 7 日疗法效果好。

细菌性阴道病

细菌性阴道病为阴道内正常菌群失调所致的一种混合感染。临床及病理特征是阴道内有大量不同的细菌，但阴道黏膜病理上无炎症改变。

（1）病因。正常阴道内以乳杆菌占优势。当患有细菌性阴道病时，阴道内乳杆菌减少而其他细菌大量繁殖，主要有加德纳菌、动弯杆菌、普雷沃菌、消化链球菌等厌氧菌以及人型支原体，其中以厌氧菌居多，厌氧菌数量可增加 100～1000 倍。其原因仍不清楚，推测可能与频繁性交、多个性伴侣或阴道灌洗使阴道碱化有关。

（2）临床表现。10%～40% 患者无临床症状，有症状者主要表现为阴道分泌物增多，有鱼腥臭味，尤其性交后加重，可伴有轻度外阴瘙痒或烧灼感。分泌物有鱼腥臭味的原因为厌氧菌繁殖过程中产生多量的胺类物质所致，如尸胺、腐胺、三甲胺等。检查见阴道黏膜无充血的炎症表现，分泌物特点为灰白色，均匀一致，稀薄，常黏附于阴道壁，但黏度很低，容易将分泌物从阴道壁拭去。

（3）诊断。下列 4 项中有 3 项阳性即可临床诊断为细菌性阴道病。

①匀质、稀薄、白色阴道分泌物，常黏附于阴道壁。

②阴道 pH > 4.5。

③胺臭味试验阳性。取少许分泌物放在玻片上，加入 10% 氢氧化钾 1～2 滴，产生一种烂鱼肉样腥臭气味为阳性。

④线索细胞阳性。取少许分泌物放在玻片上，加一滴生理盐水

混合，在高倍镜下寻找线索细胞，线索细胞是阴道脱落的表层细胞，在其边缘贴附颗粒状物，使细胞边缘不清。这些颗粒为各种厌氧菌，尤其是加德纳菌。

细菌性阴道病是正常的菌群失调，因此，做细菌定性培养在诊断中意义不大。目前，已有细菌性阴道病试剂盒供临床应用，如BV定性检测。本病应与其他阴道炎相鉴别。

	细菌性阴道病	外阴阴道假丝酵母菌病	滴虫阴道炎
症　状	分泌物增多无或轻度瘙痒	重度瘙痒烧灼感	分泌物增多轻度瘙痒
分泌物特点	白色，匀质，腥臭味	白色，豆腐渣样	稀薄，脓性，泡沫状
阴道黏膜	正常	水肿，红斑	散在出血点
阴道 pH	＞4.5（4.7～5.7）	＜4.5	＞5（5～6.5）
胺试验	阳性	阴性	阴性
显微镜检查	线索细胞极少白细胞	芽孢及假菌丝少量白细胞	阴道毛滴虫多量白细胞

（4）治疗。治疗原则为选用抗厌氧菌药物，主要有甲硝唑和克林霉素。甲硝唑抑制厌氧菌生长，而不影响乳杆菌生长，是较理想的治疗药物，但对支原体效果差。

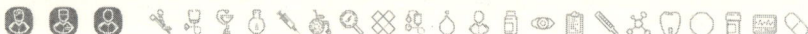

①口服药物。首选甲硝唑400mg，每日2～3次，口服，共7日；或甲硝唑2g，单次口服；或克林霉素300mg，每日2次，连服7日。甲硝唑单次口服不如连用7日效果好。

②局部药物治疗。2%克林霉素软膏阴道涂布，每次5g，每晚1次，连用7日；或甲硝唑阴道泡腾片200mg，每晚1次，连用7～10日。口服药物与局部用药疗效相似，治愈率80%左右。

③性伴侣的治疗。本病虽与多个性伴侣有关，但对性伴侣给予治疗并未改善治疗效果及降低其复发，因此，性伴侣不需常规治疗。

④妊娠期细菌性阴道病的治疗。由于本病与不良妊娠结局有关，可能与羊膜绒毛膜炎、胎膜早破、早产有关。因此对任何有症状的细菌性阴道病孕妇及无症状的高危孕妇（有胎膜早破、早产史）均需治疗。由于本病在妊娠期有合并上生殖道感染的可能，多选择口服用药，甲硝唑200mg，每日3～4次，连服7日；或克林霉素300mg，每日2次，连服7日。

老年性阴道炎

（1）病因。老年性阴道炎见于自然绝经及卵巢去势后妇女，因卵巢功能衰退，雌激素水平降低，阴道壁萎缩，黏膜变薄，上皮细胞内糖原减少，阴道内 pH 值增高，常接近中性，局部抵抗力降低，致病菌容易入侵繁殖引起炎症。

（2）临床表现。主要症状为阴道分泌物增多及外阴瘙痒、灼热感。阴道分泌物稀薄，呈淡黄色，感染严重者出现脓血性白带，可伴有性交痛。检查见阴道呈老年性改变，阴道壁萎缩，皱襞消失，菲薄。阴道黏膜充血，有散在小出血点或点状出血斑，有时见浅表溃疡。溃疡面可发生粘连，严重时造成狭窄甚至闭锁，炎症分泌物引流不畅形成阴道积脓或宫腔积脓。

（3）诊断。根据绝经、手术切除卵巢史或盆腔放射治疗史及临床表现，诊断一般不难，但它是排除性诊断。应注意排除其他类型的阴道炎症、子宫恶性肿瘤及阴道癌。老年性阴道炎患者阴道分泌物检查，显微镜下见大量基底层细胞及白细胞，无滴虫及假丝酵母菌。对有血性白带者，需常规做宫颈刮片，必要时行分段诊刮术；对阴道壁肉芽组织及溃疡需排除阴道癌，必要时局部活组织检查。

（4）治疗。治疗原则为抑制细菌生长，增加阴道抵抗力。

①抑制细菌生长。用 1% 乳酸或 0.5% 醋酸液冲洗阴道，每日 1 次，增加阴道酸度，抑制细菌生长繁殖。阴道冲洗后，应用抗生素如甲硝唑 200mg 或诺氟沙星 100mg，放于阴道深部，每日 1 次，7～10 日为 1 个疗程。

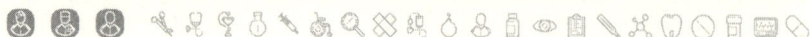

②增加阴道抵抗力。针对病因给予雌激素制剂，可局部给药，也可全身给药。妊马雌酮软膏局部涂抹，每日 2 次。全身用药可口服尼尔雌醇。对同时需要性激素替代治疗的患者，可给予妊马雌酮 0.625mg 和甲羟孕酮 2mg，也可选用其他雌激素制剂，乳癌或子宫内膜癌患者慎用雌激素制剂。

少女易患的几种阴道炎

阴道，在正常情况下，有两道天然屏障，外有大小阴唇半闭，内有分泌物含阴道杆菌，使阴道呈酸性环境，可防止致病微生物的进犯。这两道天然屏障使阴道自洁无恙。如能平时注意会阴卫生和经期卫生，婚嫁后再讲究性生活卫生，就能确保自洁和外洁作用，对防范阴道炎症将万无一失。

但是，阴道所处的解剖位置对阴道自洁又十分不利，它内通子宫颈，外连会阴，又与尿道和肛门相毗邻。所以，如果女性忽略了阴道和周围器官的清洁卫生，就很容易诱发形形色色的各种阴道炎。

（1）"初潮"期阴道炎。青春期女子首次来月经时，出于少女的羞怯和对月经的朦胧认识，往往不懂得或不注意经期卫生，慌乱中滥用了不洁净的卫生用品，致使会阴受不洁的卫生纸和卫生巾、月经棉塞的污染，病菌乘机滋生和侵犯，引起阴道炎。这种"初潮"期阴道炎的主要症状表现是会阴部有下坠及灼烧感，阴道分泌物增多，甚至呈脓性。由于阴道分泌物外溢，刺激了尿道口，可出现尿频、尿痛等症状。患者可于临睡前，洗净会阴和阴道口，拭干，用洁净的手指轻轻将磺胺药推入阴道，其消炎效果很好，且不会损伤处女膜。

（2）紧身裤性阴道炎。顾名思义，这种阴道炎是因女性经常穿紧身裤引起的。这些年来，大多数女青年在穿着打扮上追求时髦、新潮和性感，喜欢穿显露体形曲线美的涤纶丝三角内裤、弹力健美裤、牛仔裤等。由于这类裤子紧裆、包臀，裤料为化纤织物又密不透风，致使阴道分泌物不能透发，适宜细菌的滋生繁殖，引起阴道炎。特别是炎热的夏天，穿涤纶丝三角内裤或弹力连裤丝袜，阴道和外阴在湿闷多汗的环境中捂久了，便易罹患这种阴道炎。紧身裤性阴道炎的主要症状特点是白带增多，阴道和大小阴唇瘙痒，并伴有尿频、尿急等尿路刺激症状。治疗此种阴道炎，首先要换掉连裤袜、涤纶丝三角内裤、健美裤等紧身裤，清洗外阴，口服呋喃妥因和维生素C各100mg，每日3次，或每日2次服用分清五淋丸等中成药，多饮水，疗效是比较显著的。

（3）过敏性阴道炎。有些女青年追求新潮时髦，经常浓妆艳抹，洗浴后也常在外阴部扑些香粉，洒点香水，特别是夏天更喜欢这样做。须知，香粉、香水所含的化学成分对外阴和阴道黏膜刺激性很大，容易引起过敏反应而发生阴道炎、外阴炎。有的女性沐浴时使用泡沫剂及洗澡油，这些化学物质也容易引起过敏性阴道炎。此种阴道炎以阴道瘙痒、阴道和外阴黏膜红肿和阴道分泌物增多为主症。因此，患者要把自己的隐痛如实向医生陈述，医生则可通过脱敏试验做出正确诊断而不致误诊。治疗过敏性阴道炎，医生常给予抗组胺药物口服，并指导阴道内外禁用洗澡油、泡沫剂，不要在外阴施擦香粉和喷洒香水，以防患于未然。

（4）化脓性阴道炎。由化脓性细菌感染而引起，患者发病前多患有糖尿病、结核病，尤其是因骑摩托或单车上下车过猛发生阴道撕裂伤，未及时就医而感染患病。这种阴道炎主要症状是白带增多，呈黄脓样，带有腥臭，阴道灼热感或疼痛。妇科检查时可见阴道黏膜发红、肿胀，甚至有小溃疡。治疗此种阴道炎，医生将施以抗生素和外用药物，并积极医治糖尿病、结核病。

加德纳菌性阴道炎

由致病菌加德纳菌引起，可通过性交传染，在性关系混乱的人群中，加德纳菌性阴道炎有高流行率。加德纳菌引起的感染多见于性活跃女性。急性期白带增多，有鱼腥或胺的臭味，外阴潮湿不适，常伴有阴道灼热感、性交痛及外阴瘙痒。

治疗这种阴道炎症可将四环素和磺胺噻唑制成栓剂，置入阴道深部，每晚一次，共 10 日；口服甲硝唑和氨苄西林。有全身感染者，可静脉滴注氨苄西林或氯霉素。

淋菌性阴道炎

由致病菌淋病双球菌引起，可通过不洁或混乱的性交而传染。也有少数因借穿感染淋球菌的泳衣或通过淋球菌污染的浴缸、坐式便器等间接传染。其症状表现为下腹部疼痛，阴道分泌物增多，脓性白带，阴道口红肿疼痛等，如不及时治疗，可转为慢性妇科炎症，有 10%～20% 的妇女可出现不孕或宫外孕。

治疗用头孢曲松、大观霉素肌内注射连续 10 日。同时可选用麻柳叶 100g，苍术 15g，黄连 15g，黄柏 15g，败酱草 20g，蛇床子 15g，白头翁 30g，苦参 30g，地肤子 15g，水煎。趁温热时洗外阴，每日 1～2 次，7 日为 1 个疗程，一般 1～2 个疗程即可痊愈。

👨 幼女阴道炎

多见于穿开裆裤的小女孩，发病原因是女孩在玩耍时坐在地上或在地上爬着玩，或手指直接捅进阴道，甚至置放异物，致使外阴、阴道受污染，诱发阴道炎。主要症状表现为外阴红肿，阴道内流水样分泌物，阴道灼痛或奇痛难忍。

治疗幼女阴道炎，只需用花椒水或六一散（含滑石、甘草）冲水清洗阴道和外阴，便可收到满意效果。为防患于未然，不要给女孩子穿开裆裤，改穿宽松易脱的闭裆裤，同时教育女孩讲究卫生，勿用手或异物触摸阴道，每晚给女孩清洗会阴。

👨 孕期阴道炎

在怀孕之前最好检查一下自己是否有阴道炎症，如果有的话，治疗彻底后再怀孕，因为这时医生可以大胆用药，而不用担心对胎儿会有什么影响，并且非孕期的治疗效果要远远好于孕期的治疗。女性在怀孕期间，激素水平升高，分泌物增加，阴道酸碱度改变，寄生于阴道区域的细菌也随着环境的改变而发作，其中霉菌性阴道炎在孕妇中最为常见。

孕妇治疗阴道炎用药要特别慎重，可根据阴道炎不同类型选用外用药局部治疗，如制霉菌素栓、克霉唑栓、保妇康栓等外用药物，防止药物导致胎儿畸形。霉菌会在产道感染胎儿，使新生儿患上一种叫鹅口疮的疾病。所以，孕妇治疗阴道炎要彻底，以防分娩时产道的真菌侵袭胎儿。

慢性宫颈炎

慢性宫颈炎多由急性宫颈炎未治疗或治疗不彻底转变而来，部分患者无急性宫颈炎病史，直接表现为慢性宫颈炎。主要病原体为葡萄球菌、链球菌、大肠埃希菌及厌氧菌，常因分娩、流产或手术损伤宫颈后，病原体侵入而引起感染。其次为性传播疾病的病原体，如淋病奈瑟菌、沙眼衣原体。卫生不良或雌激素缺乏，局部抗感染能力差，也易引起慢性宫颈炎。

（1）慢性宫颈炎是一个慢性病理过程，常见的病理改变如下。

①宫颈糜烂。宫颈糜烂是慢性宫颈炎最常见的一种病理改变。宫颈外口处的宫颈阴道部外观呈细颗粒状的红色区，称为宫颈糜烂。糜烂面为完整的宫颈管单层柱状上皮所覆盖，因柱状上皮菲薄，其下间质透出呈红色，并非真性糜烂。由于宫颈管柱状上皮抵抗力低，

病原体易侵入发生炎症。宫颈糜烂发生的机制仍不明确。

宫颈糜烂根据糜烂深浅程度分为 3 型：在炎症初期，糜烂面仅为单层柱状上皮所覆盖，表面平坦，称为单纯性糜烂；随后由于腺上皮过度增生并伴有间质增生，糜烂面凹凸不平呈颗粒状，称为颗粒型糜烂；当间质增生显著，表面不平现象更加明显呈乳突状，称为乳突型糜烂。

根据糜烂面积大小可将宫颈糜烂分为 3 度：轻度指糜烂面小于整个宫颈面积的 1/3；中度指糜烂面占整个宫颈面积的 1/3 ~ 2/3；重度指糜烂面占整个宫颈面积的 2/3 以上。诊断宫颈糜烂应同时表示糜烂的面积和深浅。

②宫颈息肉。由于宫颈管局部长期慢性炎症刺激，宫颈管黏膜增生且向宫颈外口突出而形成息肉。可一个或多个不等，色红，呈舌形，直径一般约 1cm，质软而脆，易出血，息肉蒂细长，根部多附着于宫颈外口，少数在宫颈管壁。光镜下见息肉表面覆盖单层高柱状上皮，中心为结缔组织伴有充血、水肿及炎性细胞浸润。宫颈息肉极少恶变，恶变率 <1%，但若炎症存在则易复发。

③宫颈黏膜炎。病变局限于宫颈管黏膜及黏膜下组织，宫颈阴道部外观光滑，宫颈外口可见有脓性分泌物，有时宫颈管黏膜增生向外突出，可见宫颈口充血、发红。由于宫颈管黏膜及黏膜下组织

炎症反应和结缔组织增生，可使宫颈肥大。

④宫颈腺囊肿。在宫颈糜烂愈合过程中，新生的鳞状上皮覆盖宫颈腺管口或伸入腺管，将腺管口阻塞；腺管周围的结缔组织增生或瘢痕形成压迫腺管，使腺管变窄甚至阻塞，腺体分泌物引流受阻、潴留形成囊肿。检查时见宫颈表面突出多个青白色小囊泡，内含无色黏液。若囊肿感染，则外观呈白色或淡黄色小囊泡。

⑤宫颈肥大。由于慢性炎症的长期刺激，宫颈组织充血、水肿，腺体和间质增生，还可能在腺体深部有黏液潴留形成囊肿，使宫颈呈不同程度肥大、硬度增加，但表面多光滑，有时可见到宫颈腺囊肿突起。

（2）临床表现。主要症状是阴道分泌物增多。分泌物呈乳白色黏液状，有时呈淡黄色脓性，可有血性白带或接触性出血（妇检或性交后）。当炎症涉及膀胱下结缔组织时，可出现尿急、尿频。若炎症沿宫骶韧带扩散到盆腔，可有腰骶部疼痛、下腹坠痛等。宫颈黏稠脓性分泌物不利于精子穿过，可造成不孕。妇科检查时可见宫颈有不同程度糜烂、肥大、充血、水肿，有时质较硬，有时可见息肉及宫颈囊肿。

（3）诊断。根据临床表现做出慢性宫颈炎的诊断并不困难，但明确病原体则较困难。对有性传播疾病的高危妇女，应做淋病奈瑟菌及衣原体的相关检查。由于宫颈糜烂与宫颈上皮内瘤变或早期宫颈癌从外观上难以鉴别，需常规做宫颈刮片、宫颈管吸片，必要时做阴道镜检查及活组织检查以明确诊断。

（4）慢性宫颈炎以局部治疗为主，根据病理类型采用不同的治疗方法。

①宫颈糜烂。物理治疗是最常用的有效治疗方法。其原理是以各种物理方法将宫颈糜烂面单层柱状上皮破坏，使其坏死脱落后，由新生的复层鳞状上皮覆盖。创面愈合需 3 ~ 4 周，病变较深者约需 6 ~ 8 周。临床常用的方法有激光、冷冻、红外线凝结及微波等，各种治疗方法大同小异。

物理治疗注意事项：治疗前，应常规做宫颈刮片脱落细胞学检查；急性生殖器炎症为物理治疗禁忌证；治疗时间选择在月经干净后 3 ~ 7 日内进行；物理疗法后均有阴道分泌物增多，甚至有大量水样排液，在术后 1 ~ 2 周脱痂时可有少许出血；在创面尚未完全愈合期间（8 周内）禁盆浴、性交和阴道冲洗；物理治疗可引起术后出血、宫颈管狭窄、不孕、感染的可能。治疗后需定期复查，观察创面愈合情况直到痊愈，同时应注意有无宫颈管狭窄。

局部药物治疗适用于糜烂面积小和炎症浸润较浅的病例。过去局部涂硝酸银或铬酸等腐蚀剂的方法现已少用。

②宫颈息肉。行息肉摘除术，术后将切除息肉送病理组织学检查。

③宫颈管黏膜炎。需行全身治疗，根据宫颈管分泌物培养及药敏试验结果，采用相应抗感染药物。

④宫颈腺囊肿。对小的宫颈腺囊肿，无任何临床症状可不予处理；若囊肿大，或合并感染，可用微波治疗，或采用激光照射将囊肿刺破，把囊内液放出。

预防：积极治疗急性宫颈炎；定期做妇科检查，发现宫颈炎症予以积极治疗；避免分娩时或器械损伤宫颈；产后发现宫颈裂伤应及时缝合。

急性盆腔炎

（1）诱发因素

①宫腔内手术操作后感染。如刮宫术、输卵管通液术、人工流产、放置宫内节育器等，由于手术消毒不严格或术前适应证选择不当，导致下生殖道内源性菌群的病原体上行感染。生殖器原有慢性炎症经手术干扰也可引起急性发作并扩散。

②感染性疾病。主要是下生殖道的性传播疾病，如淋病奈瑟菌性宫颈炎、衣原体性宫颈炎以及细菌性阴道病与盆腔炎密切相关。

③不洁性生活。盆腔炎多发生在性活跃期妇女，尤其是过早性

生活、有多个性伴侣、性生活过频、性伴侣有性传播疾病者。原因：可能与频繁的性活动、性活跃期妇女高水平的雌激素引起宫颈柱状上皮生理性移位、宫颈黏液的机械防御功能较差有关。

④经期卫生不良。使用不洁的月经垫、经期性交等，均可使病原体侵入而引起炎症。此外，低收入人群，不注意卫生保健者，盆腔炎的发生率高。

⑤邻近器官炎症直接蔓延。以大肠埃希菌致病菌为主。如阑尾炎、腹膜炎等蔓延至盆腔。

（2）病理及发病机制

①急性子宫内膜炎及急性子宫肌炎。多见于流产、分娩后。

②急性输卵管炎、输卵管积脓、输卵管卵巢脓肿。急性输卵管炎主要由化脓菌引起，轻者输卵管仅有轻度充血、肿胀、略增粗；重者输卵管明显增粗、弯曲，纤维素性脓性渗出物增多，造成与周围组织粘连。急性输卵管炎因传播途径不同而有不同的病变特点。

炎症沿生殖道黏膜向上蔓延，首先引起输卵管黏膜炎、输卵管黏膜肿胀、间质水肿、充血及大量中性粒细胞浸润，重者引起输卵管黏膜粘连，导致输卵管管腔及伞端闭锁，脓液积聚于管腔内则形成输卵管积脓。致病菌除了直接引起输卵管上皮损伤外，其细胞壁脂多糖等内毒素引起输卵管纤毛大量脱落，最后输卵管运输功能减退、丧失。另外，感染后引起的交叉免疫反应可损伤输卵管，导致输卵管黏膜结构及功能严重破坏，并引起盆腔广泛粘连。

病原菌通过宫颈的淋巴播散到宫旁结缔组织，首先侵及浆膜层，发生输卵管周围炎，然后累及肌层，病变以输卵管间质炎为主，而输卵管黏膜层可不受累或受累极轻，管腔常可因肌壁增厚受压变窄，但仍能保持通畅。

卵巢很少单独发炎，白膜是良好的防御屏障，卵巢常与发炎的输卵管伞端粘连而发生卵巢周围炎，称输卵管卵巢炎，习称附件炎。炎症可通过卵巢排卵的破孔侵入卵巢实质形成卵巢脓肿，脓肿壁与输卵管积脓粘连并穿通，形成输卵管卵巢脓肿。输卵管卵巢脓肿可为一侧或两侧病变，约半数是在可识别的急性盆腔炎初次发病后形成，另一部分是在慢性盆腔炎屡次急性发作或重复感染而形成。脓肿多位于子宫后方或子宫、阔韧带后叶及肠管间粘连处，可破入直肠或阴道，若破入腹腔则引起弥漫性腹膜炎。

③急性盆腔腹膜炎。盆腔内器官发生严重感染时，往往蔓延到盆腔腹膜，发炎的腹膜充血、水肿，并有少量含纤维素的渗出液，形成盆腔脏器粘连。当有大量脓性渗出液积聚于粘连的间隙内，可形成散在小脓肿；积聚于直肠子宫陷凹处则形成盆腔脓肿，较多见。脓肿的前面为子宫，后方为直肠，顶部为粘连的肠管及大网膜，脓

肿可破入直肠而使症状突然减轻，也可破入腹腔引起弥漫性腹膜炎。

④急性盆腔结缔组织炎。内生殖器急性炎症时，或阴道、宫颈有创伤时，病原体经淋巴管进入盆腔结缔组织而引起结缔组织充血、水肿及中性粒细胞浸润。宫旁结缔组织开始局部增厚，质地较软，边界不清，以后向两侧盆壁呈扇形浸润，若组织化脓则形成盆腔腹膜外脓肿，可自发破入直肠或阴道。

⑤败血症及脓毒血症。当病原体毒性强、数量多、患者抵抗力降低时，常发生败血症。若不及时控制，往往很快出现感染性休克，甚至死亡。发生感染后，若身体其他部位发现多处炎症病灶或脓肿者，应考虑有脓毒血症存在，但需经血培养证实。

（3）临床表现

①症状。常见下腹痛、发热、阴道分泌物增多，可呈脓性。下腹痛多为持续性、活动或性交后加重。严重者可有寒战、高热、头痛、食欲不振。若有腹膜炎，则出现消化系统症状，如恶心、呕吐、腹胀、腹泻等。月经期发病可出现经量增多、经期延长。若有脓肿形成，可有下腹包块及局部压迫刺激症状，如子宫前方的包块可出现膀胱刺激症状；子宫后方的包块可有直肠刺激症状；腹膜外的包块可致腹泻、里急后重感和排便困难。若有输卵管炎的症状及体征并同时有右上腹疼痛者，应怀疑有 Fitz-Hugh-Curtis 综合征。腹痛突然加剧、

寒战、高热、恶心、呕吐、腹胀或有中毒性休克表现，应考虑脓肿破裂。

根据感染的病原体不同，临床表现也有差异。淋病奈瑟菌感染以年轻妇女多见，起病急，可有高热，体温在38℃以上，常引起输卵管积脓，出现腹膜刺激征及阴道脓性分泌物。非淋病奈瑟菌性盆腔炎，起病较缓慢，高热及腹膜刺激征不明显。若为厌氧菌感染，患者的年龄偏大，容易有多次复发，常伴有脓肿形成。衣原体感染病程较长，高热不明显，长期持续低热，主要表现为轻微下腹痛并久治不愈，阴道不规则出血。

②体征。急性病容，体温升高，心率加快，下腹部有压痛、反跳痛及肌紧张，严重者可出现腹胀，肠鸣音减弱或消失。

盆腔检查：阴道可有充血，有大量脓性臭味分泌物；宫颈充血、水肿、剧痛，若见脓性分泌物从宫口流出，说明宫颈管黏膜或宫腔有急性炎症；穹窿触痛明显，须注意是否饱满，盆腔脓肿形成则后穹窿饱满，若位置较低可扪及后穹窿或侧穹窿有肿块且有波动感；宫体稍大，有压痛，活动受限，子宫两侧压痛明显，若为单纯输卵管炎，可触及增粗的输卵管，压痛明显，若为输卵管积脓或输卵管卵巢脓肿，则可触及包块且压痛明显，不活动，宫旁结缔组织炎时，可扪及宫旁一侧或两侧片状增厚，或两侧宫骶韧带高度水肿、增粗，压痛明显。三合诊常能协助进一步了解盆腔情况。

③诊断及鉴别诊断。根据病史、症状和体征可做出初步诊断。由于急性盆腔炎的临床表现变异较大，临床诊断准确性不高，尚需做必要的辅助检查，如血常规、尿常规、宫颈管分泌物及后穹窿穿刺物检查。盆腔炎的诊断标准见下表。基本标准为诊断盆腔炎所必需；附加标准可增加诊断的特异性，值得注意的是，多数急性盆腔炎患者有宫颈黏液脓性分泌物或阴道分泌物生理盐水涂片中见到白细胞；特异标准基本可诊断盆腔炎。腹腔镜诊断盆腔炎标准：输卵管表面明显充血；输卵管壁水肿；输卵管伞端或浆膜面有脓性渗出物。腹腔镜诊断准确，并能直接采取感染部位的分泌物做细菌培养，但临床应用有一定局限性。

盆腔炎的诊断标准（2002年美国CDC诊断标准）

基本标准	宫体压痛、附件区压痛
	宫颈触痛
附加标准	体温超过38.3℃（口温）
	宫颈或阴道异常黏液脓性分泌物
	阴道分泌物生理盐水涂片见到白细胞
	实验室证实的宫颈淋病奈瑟菌或衣原体阳性
	红细胞沉降率升高
	C-反应蛋白升高

特异标准	子宫内膜活检证实子宫内膜炎 阴道超声或磁共振检查显示充满液体的增粗输卵管伴或不伴有盆腔积液，输卵管卵巢肿块 腹腔镜检查发现输卵管炎

诊断急性盆腔炎后，需进一步明确病原体。宫颈管分泌物及后穹窿穿刺液的涂片、培养及免疫荧光检测，虽不如通过剖腹探查或腹腔镜直接采取感染部位的分泌物做培养及药敏准确，但临床较实用，对明确病原体有帮助。涂片可做革兰染色，若找到淋病奈瑟菌即可确诊，淋病奈瑟菌培养阳性率高，可明确病原体；免疫荧光主要用于衣原体检查。

急性盆腔炎应与急性阑尾炎、输卵管妊娠流产或破裂、卵巢囊肿蒂扭转或破裂等急腹症相鉴别。

（4）预防

①做好经期、孕期及产褥期的卫生宣传。

②严格掌握产科、妇科手术指征；术时注意无菌操作，包括人工流产、放置宫内节育器、诊断性刮宫等常用手术；术后预防感染。

③治疗急性盆腔炎时，应及时治疗、彻底治愈，防止转为慢性盆腔炎。

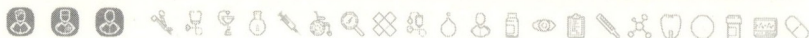

④注意性生活卫生，减少性传播疾病，经期禁止性生活。

（5）治疗

急性盆腔炎主要为抗生素药物治疗。抗生素治疗可清除病原体，改善症状及体征，减少后遗症。经恰当的抗生素积极治疗，大多数急性盆腔炎可以治愈，即使输卵管卵巢脓肿形成，若治疗及时，用药得当，75% 的脓肿能得到控制。

①支持疗法。卧床休息，应选择半卧位，目的是使脓液积聚于直肠子宫陷凹避免炎症向上腹部扩散。进食高热量、高蛋白、高维生素的流食或半流食，补充液体，注意纠正电解质紊乱及酸碱失衡，必要时输少量新鲜血。高热时采用物理降温。尽量避免不必要的妇科检查以免引起炎症扩散，若有腹胀应行胃肠减压。

②药物治疗。根据药敏试验选用抗生素较为合理，但通常需在获得实验室结果前即给予抗生素治疗，因此，初始治疗往往根据病史、临床特点初步判断病原体的类型，按医生的经验选择抗生素。由于急性盆腔炎的病原体多为需氧菌、厌氧菌及衣原体的混合感染，且又有革兰阴性及革兰阳性之分，故抗生素多采用联合用药。给药途径以静脉滴注收效快，常用的配伍方案如下。

青霉素或红霉素与氨基糖苷类药物及甲硝唑联合方案： 若患者为内源性细菌感染，且平素很少应用抗生素可考虑选用此方案。

克林霉素与氨基糖苷类药物联合方案：此方案对以厌氧菌为主的感染疗效较好，常用于治疗输卵管卵巢脓肿。

第二代头孢菌素或相当于第二代头孢菌素的药物及甲硝唑或替硝唑联合方案：头孢菌素多用于革兰阴性杆菌及淋病奈瑟菌感染的治疗。

喹诺酮类药物与甲硝唑联合方案：第三代喹诺酮类药物对革兰阴性菌和革兰阳性菌均有抗菌作用，与许多抗菌药之间无交叉耐药性。

抗菌药物的剂量应足够，疗程宜较长，一般 10～14 日，以免病情反复发作转成慢性。初始治疗时静脉给药，病情好转后可改为口服。在病原体检查获阳性结果后依据药敏试验结果调整用药。

③手术治疗。主要用于经抗生素治疗控制不满意的输卵管卵巢脓肿或盆腔脓肿患者。手术指征如下。

有盆腔脓肿形成时：经药物治疗 48～72 小时，体温持续不降，患者中毒症状加重或包块增大者，应及时手术，以免发生脓肿破裂。

疑输卵管积脓或输卵管卵巢脓肿：经药物治疗病情有好转，继续控制炎症数日（2～3 周），包块仍未消失但已局限化，应手术切除，以免日后再次急性发作或迁延形成慢性盆腔炎。

脓肿破裂：体检有盆腔包块，突然腹痛加剧，寒战、高热、恶心、

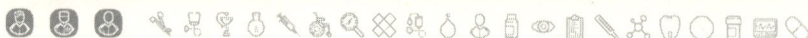

呕吐、腹胀，检查腹部拒按或有中毒性休克表现，均应怀疑脓肿破裂，需立即剖腹探查。

手术可根据患者情况选择经腹手术或腹腔镜手术。手术范围应根据病变范围、患者年龄、一般状态等全面考虑。年轻妇女应尽量保留卵巢功能，以采用切除病灶手术为主；年龄大于40岁、双侧附件受累或附件脓肿屡次发作者，可行全子宫及双附件切除术。若盆腔脓肿位置低、贴近阴道后穹窿时，可经阴道切开排脓，同时放置引流管。

④中药治疗。主要为活血化瘀、清热解毒药物，例如银翘解毒汤、安宫牛黄丸或紫雪丹等。

慢性盆腔炎

慢性盆腔炎常为急性盆腔炎未彻底治疗，或患者体质较差病程迁延所致，但亦可无急性盆腔炎病史，如沙眼衣原体感染所致输卵管炎。慢性盆腔炎病情较顽固，当机体抵抗力较差时，可有急性发作。

（1）病理

①慢性子宫内膜炎。可发生于产后或流产后，因胎盘、胎膜残留或子宫复旧不良，极易诱发感染；绝经后的老年妇女，由于雌激

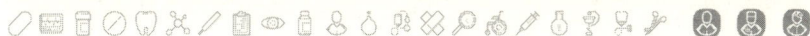

素低下，内膜菲薄，易受细菌感染，严重者宫颈管粘连形成宫腔积脓。镜下子宫内膜充血、水肿，间质大量浆细胞或淋巴细胞浸润。

②慢性输卵管炎、输卵管积水、输卵管卵巢炎及输卵管卵巢囊肿。慢性输卵管炎双侧居多，输卵管呈轻度或中度肿大，伞端可部分或完全闭锁，并与周围组织粘连。若输卵管伞端及峡部因炎症粘连闭锁，浆液性渗出物积聚，或因输卵管积脓中的脓液渐被吸收，浆液性液体继续自管壁渗出充满管腔，均可形成输卵管积水。积水输卵管表面光滑，管壁甚薄，形似腊肠或呈曲颈的蒸馏瓶状，卷曲向后，可游离或与周围组织有膜样粘连。

输卵管发炎时波及卵巢，输卵管与卵巢相互粘连形成炎性肿块，或输卵管伞端与卵巢粘连并贯通，液体渗出形成输卵管卵巢囊肿，也可由输卵管卵巢脓肿的脓液被吸收后由渗出物替代而形成囊肿。

③慢性盆腔结缔组织炎。炎症可蔓延至宫骶韧带处，使纤维组织增生、变硬。若蔓延范围广泛，可使子宫固定，宫颈旁组织也增厚，严重者可形成"冰冻骨盆"。

（2）临床表现

①症状。

下腹部坠胀痛及腰骶部酸痛：由于慢性炎症形成的瘢痕粘连以及盆腔充血，可引起下腹部坠胀痛及腰骶部酸痛，常在劳累、性交后及月经前后加剧。

全身症状：多不明显，有时仅有低热，易感疲倦。因病程时间较长，部分患者可出现神经衰弱症状，如精神不振、失眠、周身不适等。当患者抵抗力差时，易有急性或亚急性发作。

其他：盆腔瘀血可致经量增多；子宫内膜炎常有月经不规则；老年性子宫内膜炎可有脓血性分泌物；卵巢受损时可致月经失调；输卵管粘连阻塞可致不孕或异位妊娠。

②体征。若为子宫内膜炎，子宫稍增大、轻压痛；若为输卵管炎，则在子宫一侧或两侧触到呈条索状增粗输卵管，并有轻度压痛；若为输卵管积水或输卵管囊肿，则在盆腔一侧或两侧触及腊肠形囊性肿物，活动多受限；若为盆腔结缔组织炎时，子宫常呈后倾后屈，活动受限或粘连固定，子宫一侧或双侧片状增厚、压痛，宫骶韧带常增粗、变硬，有触痛。

（3）诊断与鉴别诊断

有急性盆腔炎史，且症状和体征明显者，诊断并无困难。但有不少患者自觉症状较多，而没有明显盆腔炎病史及阳性体征，此时对慢性盆腔炎的诊断须慎重，以免轻率做出诊断造成患者思想负担。腹腔镜检查是诊断慢性盆腔炎的较准确方法。

①子宫内膜异位症。慢性盆腔炎有时与子宫内膜异位症不易鉴

别，子宫内膜异位症痛经呈继发性、进行性加重，若能触及典型触痛结节，有助于诊断。鉴别困难时应行腹腔镜检查。

②卵巢囊肿。输卵管积水或输卵管卵巢囊肿需与卵巢囊肿相鉴别，输卵管卵巢囊肿除有盆腔炎病史外，肿块呈腊肠形，囊壁较薄，周围有粘连；而卵巢囊肿一般以圆形或椭圆形较多，周围无粘连，活动自如。

③卵巢癌。附件炎性包块与周围粘连，不活动，有时易与卵巢癌相混淆，炎性包块为囊性而卵巢癌为实性，B型超声检查有助于鉴别。

（4）预防

注意养成良好个人卫生习惯，锻炼身体，增强体质，及时彻底治疗急性盆腔炎。

（5）慢性盆腔炎综合治疗方法

①一般治疗。解除患者思想顾虑，增强治疗信心，增加营养，锻炼身体，注意劳逸结合，提高机体抵抗力。

②物理疗法。能促进盆腔局部血液循环，改善组织营养状态，提高新陈代谢，有利于炎症吸收和消退。常用的有激光、短波、超短波、微波、离子透入等。可用于输卵管炎和输卵管卵巢炎、慢性盆腔结缔组织炎患者。

③中药治疗。慢性盆腔炎以湿热型居多，治则以清热利湿、活

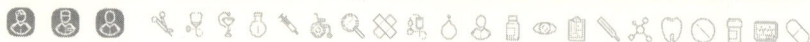

血化瘀为主，常用止带方加减。有些患者为寒凝气滞型，治则为温经散寒、行气活血，常用桂枝茯苓汤加减。中药可以口服或灌肠。

④抗生素治疗。不主张长期或反复多种抗生素的联合治疗，但对于局部压痛明显、需保留生育功能的年轻患者，或有急性或亚急性发作者则可以应用，最好同时采用抗衣原体或支原体的药物。

⑤其他药物治疗。采用 α - 糜蛋白酶 5mg 或透明质酸酶 1500U，肌内注射，隔日 1 次，7 ~ 10 次为 1 个疗程，可促进粘连和炎症的吸收。

⑥手术治疗。对于有输卵管积水或输卵管卵巢脓肿，反复引起炎症急性发作或伴有严重盆腔疼痛，经综合治疗无效者应行手术治疗，手术以彻底治愈为原则，避免病灶再次复发。根据患者年龄、病变轻重及有无生育要求决定手术范围。手术可以开腹或腹腔镜下进行。对年轻要求生育患者可行输卵管造口术或开窗术；对无生育要求者行患侧附件切除术或全子宫切除术加双侧附件切除术。对年轻妇女应尽量保留卵巢功能。

附件炎可以并发哪些疾病

女性内生殖器官中输卵管、卵巢被称为子宫附件。卵巢与输卵管均为左右对称，分布位于小腹腰带以下，附件炎发病时，患者呈现两侧或一侧持续或间歇性牵拉痛、坠闷感。初发时，只略有隐痛或不适，来潮时症状加重，故常为人们所忽视，并视为生理周期的正常反应。此病在未婚、已婚女性均可发生，一般由逆行感染所造成，临床上常与盆腔炎相伴发生。

附件炎可使输卵管闭锁，导致不孕，诱发炎症与其他并发症，而附件炎真正的灾难性后果是使卵巢无法发挥正常的生理功能。卵巢是女性区别于男性最重要的性器官之一。它不仅产生卵子与精子结合，承担着创造延续人类历史的重任，而且还分泌雌激素、孕激素与雄性激素，支撑着女性的第二性征，使乳房亢盈、挺拔、子宫充满活力，使皮肤白嫩细腻，线条柔润，魅力四射。附件炎不但可使女性不孕不育，第二性征弱化消失，尚可直接造成内分泌失调，致使皮肤早衰，偷走女人的美丽。

由于人们乱用抗生素，导致现在西药对附件炎的治疗效果不理想，很多人有了炎症就去吃药打针，见效虽然快，但是药一停没几天就又复发，有时候甚至引起霉菌性阴道炎，使患者更加痛苦。在这种情况下用中医来治疗更加合适。

生殖器结核的临床表现

临床表现轻重不一，有的患者无任何症状，有的患者则症状较重。

（1）症状

①不孕。由于输卵管黏膜纤毛被破坏与粘连，管腔阻塞、狭窄，输卵管僵硬、蠕动受限，丧失运输功能；子宫内膜结核妨碍受精卵的着床与发育，也可致不孕。

②月经异常。早期因子宫内膜充血及溃疡，可有经量过多；晚期因子宫内膜遭受破坏而表现为月经稀少或闭经。

③下腹坠痛。由于盆腔炎症和粘连，可有不同程度的下腹坠痛，经期加重。

④全身症状。活动期可有结核病的一般症状，如发热、盗汗、乏力、食欲不振、体重减轻等。轻者全身症状不明显，有时仅有经期发热，但症状重者可有高热等全身中毒症状。

（2）体征

患者多因不孕行诊断性刮宫、子宫输卵管碘油造影及腹腔镜检查才发现患有盆腔结核，而无明显体征和其他自觉症状。合并腹膜结核，检查腹部时有柔韧感或腹水征，形成包裹性积液时，可触及囊性肿块，边界不清，不活动，表面因有肠管粘连，叩诊为鼓音。

子宫一般发育较差，活动受限。若附件受累，在子宫两侧可触及条索状的输卵管，或输卵管与卵巢等粘连形成的大小不等及形状不规则的肿块，质硬、表面不平、呈结节状突起，或可触及钙化结节。

外阴瘙痒的十一个罪魁祸首

许多女性以为外阴瘙痒就是阴道炎，但其实引起女性外阴瘙痒的原因有很多，阴道炎也有不同的类型。所以女性应当及时查明原因，及时治疗。引起女性外阴瘙痒的原因主要有以下几点。

（1）真菌性阴道炎。外阴、阴道瘙痒、外阴潮红、伴豆腐渣样白带，有异味，搔抓后可引起外阴皮炎湿疹性改变。

（2）阴道毛滴虫病。外阴、阴道瘙痒，有泡沫样白带，常伴有特殊异味，搔抓后同样外阴部皮炎湿疹性改变。做阴道分泌物涂片检查可明确诊断。不可自行盲目清洗。

（3）阴虱病。阴虱常贴伏于皮肤表面或附于阴毛根部，阴虱卵呈灰白色、针头大小。阴虱的叮咬及其毒汁、排泄物可导致皮肤发痒、产生脱屑，并继发湿疹样改变和毛囊炎。

（4）蛲虫感染。主要侵犯幼女，成年女性也可感染。夜间肛门松弛时，蛲虫从直肠内爬出游动到外阴部交配产卵，并刺激外阴部

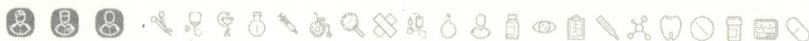

皮肤黏膜，引起局部瘙痒。

（5）疥虫感染。引起疥疮时，外部皮损最严重，故局部瘙痒也最明显。

（6）局部皮肤不洁。有些女性使用卫生纸方法不当，外阴部皮肤受经血、阴道分泌物，甚至尿液、粪便和汗液的浸渍而使局部皮肤发生慢性炎症，从而引起外阴部瘙痒。

（7）药物过敏。过敏体质的女性服用磺胺类或其他药物引起的"固定型药疹"，常发生在外阴部皮肤黏膜交界处，除了局部瘙痒外，可并发糜烂、渗液。使用药物做阴道冲洗或阴道内置入，如发生过敏反应及接触性皮炎也可发生外阴瘙痒。

（8）外阴部皮肤疾病。股癣的皮肤损害常扩大到外阴部，引起局部剧烈瘙痒。外阴部湿疹和神经性皮炎引起的局部瘙痒更为剧烈，前者表现为局部皮肤边界不清的丘疹水疱及糜烂渗液，后者因搔抓常出现皮肤增厚伴苔藓化。外阴部白斑除引起局部瘙痒外，常伴发外阴营养不良，皮肤萎缩。

（9）病毒感染。尖锐湿疣大多发生在女性阴道壁、宫颈口及外阴部，还会出现带有恶臭的白带。发生在外阴部的传染性软疣多表现为中央有脐窝样凹陷的圆形丘疹，也可引起外阴部瘙痒。生殖器疱疹多表现为尿道口及阴道壁出现米粒大小且明亮的水疱，伴有局部瘙痒。

（10）性交过敏。这是两性生活期间发生的过敏反应。分别有对精液过敏、避孕套过敏、摩擦过敏者。

（11）其他原因。女性患糖尿病时，由于糖尿对外阴皮肤的刺激，容易并发霉菌性外阴及阴道炎，引起外阴瘙痒。患肝胆及其他疾病出现黄疸时，因血液内胆红素增高，皮肤受胆盐的刺激也可发生外阴瘙痒。此外，有些女性在精神紧张时还会因心理方面的因素引起外阴瘙痒。女性患外阴瘙痒症后，应注意保持外阴部皮肤清洁干燥，内裤要宽松透气，禁用肥皂水或刺激性洗涤剂擦洗，尽量控制抓挠止痒，不食辛辣及过敏性食物。

第 3 章

诊断须知

确诊病症下对药，必要检查不可少

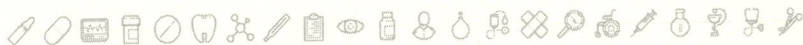

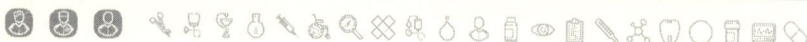

正确诊断对症下药最关键

胡乱用药会造成更坏的结果，因为有的药物会使病变的征兆改变，明明感染的状况日益严重，但是患病的女性认为已经在康复中，往往会造成非常严重的后果。以阴道炎为例，贻误治疗很可能造成宫颈炎、糜烂、肥大或者腺体囊肿等，如果逆行感染，则会引起附件炎、盆腔炎，出现下腹胀痛、腰酸痛等症状。更为严重的是，还可能造成不孕不育，使许多育龄女性因为妇科炎症而丧失了做母亲的权利。

因此，女性朋友如果用药之后，两三天内感染反复发作，甚至伴有发热和盆腔疼痛，则必须立刻停止使用药物，尽快看医生。在治疗妇科炎症时，最重要的原则就是规范治疗。因为只有这样才能有针对性地进行治疗，并彻底根除病源。

怀疑妇科炎症要做哪些检查

（1）妇科检查。首先必须做详细的妇科检查，观察外阴部有无红肿、溃疡、炎症、尖锐湿疣之类，其次阴道窥视看看有无红肿、溃疡、赘生物，以及阴道分泌物的颜色、量和气味。

（2）白带常规化验。了解白带中有无滴虫、念珠菌、加德纳菌和白细胞的数量。

（3）病原菌培养。可做一般细菌培养，包括葡萄球菌、链球菌、大肠埃希菌等，还可做念珠菌、淋病双球菌、支原体、衣原体等病原菌培养。

（4）宫颈刮片。筛查早期宫颈癌的重要方法，故又称"防癌涂片"。目前临床常用巴氏五级分类法。

巴氏Ⅰ级：正常。

巴氏Ⅱ级：轻症，指个别细胞核异质明显，但不支持恶性。

巴氏Ⅲ级：可疑癌。

巴氏Ⅳ级：重度可疑癌。

巴氏Ⅴ级：癌。

（5）胺试验。患细菌性阴道病的白带可发出鱼腥味，它是由存在于白带中的胺通过氢氧化钾碱化后挥发出来所致。

（6）线索细胞。线索细胞是指有许多杆菌凝聚在细菌性阴道炎患者阴道上皮细胞边缘，在悬滴涂片中见到阴道上皮细胞边缘呈颗粒状或点画状致使模糊不清者即为线索细胞，它是细菌性阴道病的最敏感最特异的征象。

（7）人类乳头状瘤病毒检测。应及早发现和治疗阴道、宫颈的人类乳头状瘤病毒感染。

（8）血常规和 C 反应蛋白。急性炎症时白细胞和中性粒细胞可升高，C 反应蛋白升高。贫血者可伴有红细胞和血红蛋白下降。

（9）超声检查。一般的内外生殖器炎症超声通常是无法判断的，除非有盆腔炎性包块，超声检查的目的还是为了排除卵巢肿瘤、子宫肿瘤等疾病。

（10）阴道镜。阴道镜检查主要用于观察下生殖道的子宫颈、阴道和外阴病变。由于阴道镜可将病灶放大 10 ~ 40 倍，借以观察肉眼看不到的较微小病变，又可在阴道镜定位下做活组织检查，从而提高阳性检出率，协助临床及早发现癌前病变和癌变。

（11）宫腔镜和腹腔镜检查。能直视宫腔和腹腔内情况，鉴别慢性子宫内膜炎与子宫内膜癌、子宫息肉、子宫黏膜下肌瘤等疾病，以及盆腔炎性包块与子宫内膜异位症、附件肿瘤、子宫肿瘤等疾病。

生殖器结核的诊断及鉴别诊断

大多数患者缺乏明显症状，阳性体征不多，故诊断时易被忽略。应详细询问病史。以下情况要考虑有生殖器结核的可能：原发不孕、月经稀少或闭经；未婚女青年有低热、盗汗、盆腔炎或腹水；慢性盆腔炎久治不愈；既往有结核病接触史或本人曾患肺结核、胸膜炎、

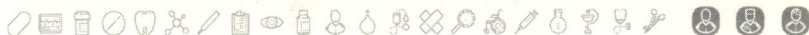

肠结核。找到病原学或组织学证据即可确诊。常用的辅助诊断方法如下。

（1）子宫内膜病理检查。这是诊断子宫内膜结核最可靠的依据。选择在经前 1 周或月经来潮 6 小时内行刮宫术。术前 3 日及术后 4 日应用抗结核药物以预防刮宫引起结核病灶扩散。子宫内膜结核多由输卵管蔓延而来，刮宫时应注意刮取子宫角部内膜，将刮出物送病理检查，在病理切片上找到典型结核结节，即可以确诊，但阴性结果并不能排除结核的可能。宫颈可疑结核，应做活组织检查确诊。

（2）X 线检查。子宫输卵管碘油造影可能见到下列征象。

①宫腔呈不同形态和不同程度狭窄或变形，边缘呈锯齿状。

②输卵管管腔有多个狭窄部分，呈典型串珠状或显示管腔细小而僵直。

③在相当于盆腔淋巴结、输卵管、卵巢部位有钙化灶。

④若碘油进入子宫一侧或两侧静脉丛，有子宫内膜结核的可能。为防止将输卵管管腔中的干酪样物质及结核菌带到腹腔，在造影前后应用抗结核药物。胸部、盆腔、消化系统和泌尿系统 X 线检查，有助于发现原发病灶。

（3）腹腔镜检查。直接观察子宫、输卵管浆膜面有无粟粒结节，

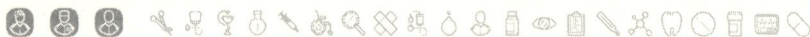

取腹腔液进行结核菌培养，或在病变处做活组织检查。

（4）结核菌检查。取月经血或宫腔刮出物或腹腔液做结核菌检查，可选用：涂片抗酸染色查找结核菌、结核菌培养、动物接种等。

（5）结核菌素试验。结果强阳性说明目前仍有活动性病灶，但不能说明病灶部位，结果阴性一般情况下表示未有过结核菌感染。

（6）其他。白细胞计数不高，其中分类淋巴细胞增多，有异于化脓性盆腔炎；活动期红细胞沉降率增快，但血沉正常不能排除结核病变。这些化验检查均没有特异性，只能作为诊断参考。

结核性盆腔炎应与非特异性慢性盆腔炎、子宫内膜异位症、卵巢肿瘤鉴别。诊断困难时，可做腹腔镜检查或剖腹探查确诊。宫颈结核应与宫颈癌鉴别。

盲目自诊延误病情

几乎每位成年女性的一生中都会遇到妇科炎症。女性在认识和防治妇科炎症方面该怎么做？

随着现代社会的发展，快餐文化也向疾病诊疗方面入侵，许多女性因为羞涩或心存侥幸，出现状况时，往往更倾向于通过查找各种资料，自以为是地诊断后便自行购买药物治疗。在此提醒广大女

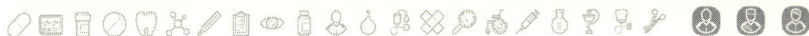

性朋友，盲目自诊无异于玩火，处理不当会引"祸"上身。

许多妇女最初患的只是普通的阴道炎，只要在发病之初能正确治疗，就不会导致病情恶化而带来不必要的痛苦。但在前来医院就诊的患者中，许多人在就医之前，均有自诊自治的前科，直到急性炎症迁延为慢性病或者进一步恶化才来就医。

女性阴道中生存着足量的有益菌，它能使阴道保持一定酸度，从而抑制其他细菌生长。但经常用洗液就会打乱阴道的 pH 值（正常的 pH 值应在 4.5 左右），使阴道的有害菌和有益菌不调和。如果经常使用阴道洗液冲洗或灌洗，会刺激外阴与阴道黏膜吸收水分，使阴部产生燥热、瘙痒等不适感；有益菌也会被杀死，从而使阴道失去酸性环境，严重削弱自净作用，从而患上阴道炎、宫颈炎、附件炎，甚至盆腔炎。

冲洗阴道作为一种治疗手段，一定要由医生指导，按病种选用不同的冲洗方法并结合使用外用和内服药，比如滴虫性阴道炎要用酸性洗液，霉菌性阴道炎要用碱性洗液，如果选用错误，则会使炎症越洗越严重。

建议女性朋友，每天用温开水清洗干净外阴就可以了，一旦怀疑自己有染上某种疾病的可能，那么应该在第一时间去医院，医生通常会给你开列用药处方，并要求你在服药后到医院进行泌尿系统

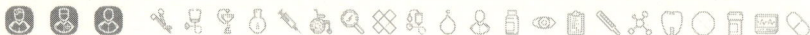

化验，这样的检查结果才准确，才能不会导致病情恶化，错过治疗最佳时间。

妇科炎症自测表

妇科炎症是妇科常见病之一。症状主要表现为：外阴瘙痒、灼痛、白带增多、有异味、腰酸、腹痛、阴道接触出血等。常见的三种妇科炎症，可以通过下面的表格做初步的自我诊断。

	阴道炎	盆腔炎	宫颈炎
白带异常	√	√	√
外阴瘙痒	√		√
痛　经		√	
月经淋漓		√	
尿　频	√		
尿　急	√		
尿　痛	√		
下腹坠痛		√	√
腰酸痛	√	√	√
性交疼痛	√	√	

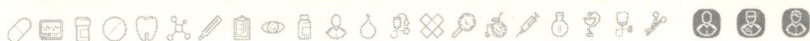

妇科炎症的晴雨表：白带异常

白带异常是妇科炎症的晴雨表，往往提示着女性生殖泌尿系统出现了病变。所以，女性朋友在生活中发现白带出现异常情况，一定要及时就医。

女性正常白带应是白色的，有时透明，有时黏稠，无异味。青春期白带受雌激素的影响，有周期性的变化，即有时增多，有时减少。排卵期的白带透明、量多，而其他时间则量少、黏稠。白带性状改变常与阴道感染或生殖系统的疾病密切相关。脓性白带有臭味，伴随外阴部瘙痒不适，常常是阴道炎的表现。血性白带多见于宫颈或子宫的病变。因此，每一位女性都应自我观察白带性状，有异常情况应及时就诊。

白带是女性的阴道分泌物。正常女性的白带是一种无气味，微酸性的黏稠物，具有湿润阴道、排泄废物、抑制病原菌生长的作用，属于正常生理现象。健康妇女白带增多与体内雌激素水平增高成正比，如排卵期或妊娠期白带增多。在子宫内膜生长过长的情况下，或应用雌激素药物后均可出现类似的白带增多。

（1）值得特别注意的是病变分泌物性白带，有下列几种。

①脓性白带。色黄或黄绿，黏稠或呈泡沫状，有臭味，大多为

阴道炎症所致，其中以滴虫性阴道炎最为常见，多有外阴瘙痒。亦可见于慢性宫颈炎、老年性阴道炎、子宫内膜炎、宫膜积液或阴道内异物等情况。

②乳酪状白带或豆腐渣样白带。多为霉菌性阴道炎的典型现象，常伴有严重的外阴瘙痒。

③血性白带。白带中混有血，应警惕宫颈癌、子宫内膜癌等恶性肿瘤的可能性。但宫颈息肉、宫颈糜烂、黏膜下肌瘤、功能失调性子宫出血病、尿道肉阜、老年性阴道炎等良性病变也可导致血性白带，宫内节育器引起的少量血性白带也较多见。

④黄色水样白带。多发生在持续阴道出血后，阴道流出大量脓性恶臭白带，应首先考虑晚期子宫颈癌、子宫内膜癌或黏膜下肌瘤伴感染。阵发性排出者应注意有输卵管癌的可能。

⑤排尿障碍伴白带增多。典型淋病的白带与尿道分泌物一样为量增多，黄色脓性。衣原体引起的白带黏性较低，并且白色浆液性宫颈分泌物增多。

白带过多，白带增多是个症候群。防治首先是注意个人卫生，同时凡是有白带增多（除生理性外）均应及时就医，在医生的指导下找出病因，做出及时地对因处理和治疗，做到早发现、早预防、早治疗、早痊愈，决不能盲目滥用药物。

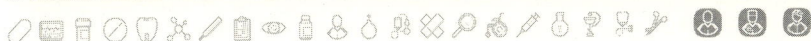

（2）白带异常与阴道炎。阴道炎是女性生殖系统常见疾病之一，典型症状为外阴异常瘙痒，时有灼痛感，白带增多，并且伴有些许异味。常见的阴道炎分为滴虫性阴道炎、霉菌性阴道炎及细菌性阴道炎。对于阴道炎预防，要注意个人卫生，勤洗手、洗澡，勤换内裤，对于已婚妇女，要注意性生活的卫生等。

治疗阴道炎，关键是要找准病因，科学对症治疗。切忌乱用抗生素，不少女性将阴道炎当成难言之隐，自己偷偷买消炎药或药水冲洗，结果往往使阴道菌群发生紊乱，反而加重病情，甚至病情蔓延到附件，造成女性不孕。

（3）白带异常与宫颈炎。白带增多、白带夹杂血丝，这些是宫颈炎的典型表现。宫颈炎发生于任何年龄的女性，临床上以慢性宫颈炎多见。主要表现为白带多，呈乳色，黏稠的黏液或脓性黏液，有时可伴有血丝或夹有血丝，伴外阴分泌物刺激引起瘙痒，腰骶部疼痛，下腹坠胀等临床症状。

长期慢性机械性刺激是导致宫颈炎的主要诱因。另外，慢性宫颈炎如不能及时查出，尽早治疗，还可能恶化为宫颈癌。

（4）白带异常与盆腔炎。盆腔炎发病的主要原因是自身抵抗力下降，病原体经生殖道上行感染并扩散，继而影响整个盆腔，引发炎症。严重的是，盆腔炎会引起输卵管粘连、阻塞等现象，破坏精

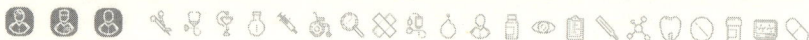

子与卵子"约会"的环境，阻断受精卵运输至子宫腔的"交通"，影响胎儿着床生长的"土壤"，从而引起原发性或继发性不孕症，使女性失去做母亲的权利。据统计，40%～50%的不孕不育及妇科疾病都是由盆腔炎引起的。盆腔炎的治疗一定要及时彻底，否则容易导致不孕及宫外孕。

很多妇科炎症在早期往往出现不同程度的外阴瘙痒或白带增多症状。一些女性羞于就医或者讳疾忌医，经常错过最佳治疗时机。在防治妇科疾病方面应以预防为主，坚持防重于治的方针，女性朋友平时要注意生活起居的卫生，并且坚持定期到妇科门诊进行体检，发现白带异常症状要及时去正规医院检查，千万不要自己乱用药而耽误病情。

阴道炎自诊要点

阴道炎是由于病原微生物（包括淋病双球菌、霉菌、滴虫等微生物）感染而引起的阴道炎症。阴道炎根据年龄和感染源的不同，可分为老年性阴道炎、滴虫性阴道炎、霉菌性阴道炎、细菌性阴道炎、婴幼儿阴道炎和非特异性阴道炎等。

（1）细菌性阴道炎。一种混合性细菌感染引起的炎症。

自诊要点：阴道分泌物增多，有烂鱼样臭味，同时可伴有轻度外阴瘙痒或烧灼感。分泌物特点为灰白色，均匀一致，稀薄。

（2）霉菌性阴道炎。白色念珠菌直接感染引起的炎症。常见病因如下。

①长期应用抗生素导致体内菌群失调（霉菌大量繁殖）。

②长期应用糖皮质激素或免疫调节剂导致免疫力下降。

③体内雌激素水平高（孕妇）导致阴道的弱酸环境改变。

自诊要点：外阴瘙痒、白带明显增多，典型霉菌性阴道炎的白带呈豆腐渣样或凝乳块状，瘙痒症状时轻时重，时发时止，霉菌性阴道炎的瘙痒一般比其他阴道炎的明显，瘙痒严重者坐卧不宁，寝食难安，还可有阴道灼痛感，排尿时尤为明显。

（3）滴虫性阴道炎。由阴道毛滴虫所引起的炎症。

自诊要点：白带增多，急性期时大量的白带可湿透内裤，典型白带为稀薄的黄绿色泡沫状，有特殊的臭味，常伴有外阴及阴道口瘙痒，烧灼感，性交痛。

（4）老年性阴道炎。妇女绝经后，由于卵巢功能衰退，体内雌激素缺乏，阴道黏膜萎缩，抵抗力减弱（弱酸环境改变），因而容易受病菌侵入繁殖而引起的炎症。

自诊要点：阴道分泌物增多，呈黄水状，阴道瘙痒，干涩灼痛。感染严重时分泌物可转变为脓性并有臭味，偶有点滴出血症状。

宫颈炎自诊要点

发病原因：机械性刺激（流产和分娩裂伤或损伤）、性生活导致细菌的侵袭造成。

自诊要点：白带增多，呈浮白色，黏液状或白带中夹有血丝，伴外阴瘙痒，腰骶部疼痛，经期加重。

附件炎自诊要点

发病原因：产后或流产后感染所引起；手术无菌操作不严格；病原体寄生在子宫颈或阴道内，借助手术上行感染；性生活发生过早、过频或经期性交。

自诊要点：白带增多、月经失调、腰部两侧或一侧酸胀或不适。

盆腔炎自诊要点

发病原因：产后或流产后感染；宫腔内手术操作术后感染；经期卫生不良；邻近器官的炎症直接蔓延等导致。

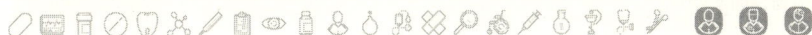

自诊要点：白带增多、月经量多，下腹部坠胀、疼痛及腰骶部酸痛，常在劳累、性交后、排便时及月经前后加重，同时伴有低热，患者易感疲乏。

宫颈糜烂自诊要点

宫颈糜烂是一种很常见的慢性宫颈炎症，由于患慢性宫颈炎症后，子宫颈深部组织存在的炎症不易被消除，宫颈表面的鳞状上皮发生营养障碍而脱落。

宫颈糜烂是临床常见病、多发病。重度宫颈糜烂失治误治，可诱发宫颈癌。

自诊要点：白带增多、色黄或黄白，质稠，气味腥臭；外阴或阴道瘙痒、腰酸腹痛；血性白带或性交后出血，合并尿道感染，可伴尿频、尿急、尿痛或小便淋漓涩痛；可引发月经失调、不孕不育等。

第 4 章

治疗疾病

合理用药很重要，综合治疗效果好

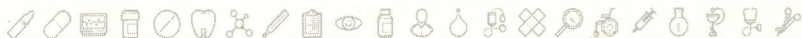

同为炎症，用药不同

妇科炎症不算什么大病，但治疗不当也会造成不良影响甚至严重后果。妇科炎症包括了外阴炎症、阴道炎症、宫颈炎症、盆腔炎症等几个大类，以阴道炎为例，分为霉菌性阴道炎、滴虫性阴道炎、老年性阴道炎、细菌性阴道炎等类型。不同阴道炎因感染的病菌不同，用药也有别。部分曾经患过某种阴道炎的女性，再次出现类似症状时会认为还是同一种病，就自己买药吃。像这样未作诊断就盲目用药，很可能会适得其反。

所以，炎症的治疗并不困难，只要做到诊断明确、用药规范、严遵医嘱，从各方面加以配合，很快就可以治愈，但如果不加注意或治疗不当，不仅会使病情反复发作，病情上行蔓延还会引发其他妇科疾病，严重者还会造成女性不孕等不良后果。

妇科炎症用药注意事项

（1）抗生素易产生耐药性。目前，市面上大多数妇科药品仍含有甲硝唑、克霉唑类抗生素，过多使用这类药品的直接后果就是使病菌产生耐药性，破坏阴道菌群间的制约关系，导致真菌生长旺盛，治疗周期不断延长。

（2）碱性洗液破坏酸碱平衡。阴道炎作为最常见的妇科病，40%以上的患者都是因为清洁方法不当造成的。女性阴道为酸性环境，有自净作用，长期用碱性肥皂或药物清洗下身，会杀死对身体有益的阴道杆菌，使局部抵抗能力下降，加上阴道为黏膜组织，很容易受刺激引起水肿，造成排尿困难，增加感染机会。

（3）高锰酸钾洗出干燥。高锰酸钾是一种强氧化剂，具有杀菌消毒作用，但有些妇女为"讲究卫生"，没病也经常使用高锰酸钾溶液清洗，往往适得其反。正常妇女的前庭大腺分泌一种黄白色液体可润滑阴道口。经常用高锰酸钾液体，不仅会刺激和腐蚀外阴皮肤和阴道黏膜，还会吸收该处水分，造成阴部皮肤干燥。

妇科炎症治疗性应用抗生素的基本原则

（1）细菌性感染的抗生素应用。根据患者的症状、体征及实验室检查结果，初步诊断为细菌性感染，或经病原微生物检查确诊为细菌性感染者，方有指征应用抗生素；由真菌、衣原体、螺旋体及部分原虫等病原微生物所致的感染，也有指征应用抗生素。如果缺乏细菌及上述病原微生物感染的证据，诊断不能成立者，以及病毒性感染者，均无指征应用抗生素。

（2）根据病原微生物种类及细菌药物敏感试验结果应用抗生素。抗生素应用的原则是根据病原微生物种类及其对抗生素的敏感性或耐药程度而定，即根据细菌的药物敏感（药敏）试验的结果而定。因此有条件的医疗机构，住院患者必须在开始抗生素治疗前，先留取相应标本，立即送细菌培养加药敏试验，以尽早明确病原微生物和药敏结果。危重患者在未获知病原微生物及药敏结果前，可根据患者的发病情况、发病场所、原发病灶、基础疾病等凭经验推断最可能的病原微生物，并结合当地细菌耐药状况先给予经验性的抗生素治疗，获知细菌培养及药敏结果后，对疗效不佳的患者应调整给药方案。

（3）根据药物的抗菌作用特点及其体内过程选择抗生素。各种抗生素的药效学（抗菌谱和抗菌活性）和人体药代动力学（吸收、分布、代谢和排出过程）特点不同，其临床适应证也不同。临床医师应根据各种抗生素的特点，按临床适应证正确选用抗生素。

（4）综合确定抗生素的应用方案。根据病原微生物种类、感染部位、感染严重程度和患者的生理、病理情况制订抗生素治疗方案。

①抗生素选择。根据病原微生物种类及药敏结果选用抗生素。

②给药剂量。按各种抗生素的治疗剂量范围给药。治疗重症感

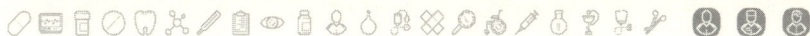

染和抗生素不易达到部位的感染时，抗生素剂量宜较大，即治疗剂量范围的高限。

③给药途径。轻症感染可接受口服给药者，应选用口服吸收完全的抗生素，不必采用静脉或肌内注射给药。重症感染、全身性感染患者初始治疗应静脉给药，以确保药效；病情好转能口服时应及早转为口服给药。

抗生素的局部应用宜尽量避免，黏膜局部应用抗生素很少被吸收，抗生素在感染部位不能达到有效浓度，反而易引起过敏反应或导致耐药菌产生，因此，治疗全身性感染或脏器感染时应避免局部应用抗生素。某些部位如阴道等黏膜表面的感染，可采用抗生素局部应用或外用，但应避免将主要供全身应用的抗生素作为局部用药。局部用药宜采用刺激性小、不易吸收、不易导致耐药和不易导致过敏反应的杀菌剂，青霉素类、头孢菌素类等易产生过敏反应的药物不可局部应用。

④给药次数。为保证药物在体内能最大限度地发挥药效，杀灭感染灶病原微生物，应根据药代动力学和药效学相结合的原则给药。青霉素类、头孢菌素类等 β - 内酰胺类、红霉素等大环内酯类、克林霉素等消除半衰期短者，应1天多次给药；氟喹诺酮类、氨基糖苷类等可每天给药1次（重症感染者除外）。

⑤疗程。抗生素疗程因感染不同而异，一般宜用至体温正常、症状消退后 72 ～ 96 小时，特殊情况特殊处理，如盆腔炎等疾病需较长的疗程（14 天）方能彻底治愈，并防止复发。

⑥抗生素的联合应用。单一药物可有效治疗的感染，不需联合用药，仅在下列情况时可联合用药：病原微生物尚未查明的重症感染；单一抗生素不能控制的需氧菌及厌氧菌混合感染，2 种或 2 种以上病原微生物感染；单一抗生素不能有效控制的重症感染。

联合用药时，宜选用具有协同或相加作用的抗生素联合应用，如青霉素类、头孢菌素类等其他 β – 内酰胺类与氨基糖苷类联合。联合用药通常采用 2 种药物联合，3 种及 3 种以上药物联合仅适用于个别情况。此外，必须注意联合用药后药物不良反应将增加。

对有肝、肾功能不全的患者，应用抗生素时应详细阅读所选药物的给药方式、代谢途径、主要副反应等，严格抗生素的使用适应证。

常见妇科炎症抗生素应用

（1）阴道感染。根据病因和病原微生物的不同，阴道感染可分为细菌性阴道病、外阴阴道假丝酵母菌病和滴虫性阴道炎等，也有部分为需氧菌感染。细菌性阴道病的最常见病原体为阴道加德纳菌、各种厌氧菌和动弯杆菌。外阴阴道假丝酵母菌病的病原微生物80%以上为白假丝酵母菌，10%～20%为其他假丝酵母菌，如热带假丝酵母菌、光滑假丝酵母菌和近平滑假丝酵母菌。滴虫性阴道炎的病原体为毛滴虫，可同时合并细菌或假丝酵母菌感染。

①治疗原则。取阴道分泌物进行病原微生物检查，通常在显微镜下检查即可诊断，必要时再进行培养。难治性或反复发作的外阴阴道假丝酵母菌病必须进行酵母菌培养，获病原微生物后进行药敏试验，根据不同病原微生物选择抗真菌药物。如为两种病原微生物同时感染，如外阴阴道假丝酵母菌病和滴虫性阴道炎，可同时使用两种抗生素。

应同时去除病因，如停用广谱抗生素、控制糖尿病等。

治疗期间避免性生活或性交时坚持使用安全套。

抗生素使用必须按疗程完成。

妊娠期应选择阴道局部用药，妊娠初期3个月，禁用可能对胎儿有影响的药物。

②治疗方案。阴道感染的具体治疗方案应遵循各疾病的诊治规范。

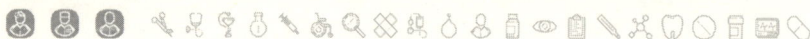

病原微生物	宜选药物	给药途径	备　注
厌氧菌	甲硝唑	全身或局部给药	
阴道加德纳菌	克林霉素	全身或局部给药	
假丝酵母菌	制霉菌素 咪康唑	局部给药	按照不同的分类给予不同的疗程
	克霉唑	局部给药	
	伊曲康唑 氟康唑	全身给药	
滴　虫	甲硝唑	全身或局部给药	宜单次口服大剂量(2.0 g)效果最好

（2）宫颈炎。急性宫颈炎最常见的致病微生物是淋病奈瑟球菌(淋菌)和沙眼衣原体，均为性传播疾病，也可由葡萄球菌属、链球菌属和肠球菌属微生物引起。

①治疗原则。检测宫颈炎致病微生物，可根据高倍（×400）显微镜下宫颈涂片每个视野中多形核白细胞 < 30 个，或油镜下可见每个视野多形核白细胞 > 10 个做出初步诊断。

治疗期间避免性生活。

抗生素的剂量和疗程必须足够。

约 50% 的淋菌性宫颈炎合并沙眼衣原体感染，应同时应用对这两种病原微生物均有效的抗生素。

②治疗方案。宫颈炎的治疗应尽可能针对病原微生物进行治疗。

疾　病	病原微生物	宜选药物
淋菌性宫颈炎	淋病奈瑟球菌	头孢曲松、大观霉素、氟喹诺酮类、多西环素
非淋菌性宫颈炎	沙眼衣原体	多西环素、大环内酯类、氟喹诺酮类
细菌性宫颈炎	其他细菌	根据细菌培养及药敏结果选择

（3）盆腔炎性疾病。盆腔炎性疾病（PID）是由女性上生殖道炎症引起的一组疾病，包括子宫内膜炎、输卵管炎、输卵管卵巢脓肿和盆腔腹膜炎。性传播感染（STI）的病原微生物如淋菌、沙眼衣原体是主要的致病微生物。一些需氧菌、厌氧菌、病毒和支原体也参与PID的发生。多数引起PID的致病微生物是由阴道上行感染的，且多为混合感染。

①治疗原则。采集血、宫颈管分泌物和盆腔脓液等标本进行培养及药敏试验。

对有发热等全身感染症状明显者，应全身应用抗生素。

盆腔炎症大多为混合感染，根据经验选择广谱抗生素覆盖可能的病原微生物，包括淋病奈瑟菌、沙眼衣原体、支原体、厌氧菌和需氧菌等。病原微生物检查阳性者依据药敏试验结果调整用药。

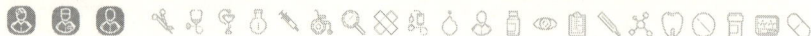

抗生素的剂量应足够，疗程为 14 天，以免病情反复发作或转成慢性。初始治疗时根据病情轻重可静脉给药或非静脉给药，病情好转后可改为口服给药。

②治疗方案。头孢替坦（或头孢西丁或其他二代、三代头孢菌素）＋多西环素（或米诺环素、阿奇霉素）＋甲硝唑；克林霉素＋硫酸庆大霉素；氟喹诺酮类＋甲硝唑（如为莫西沙星，不必加甲硝唑）；氨苄西林或舒巴坦＋多西环素（或米诺环素、阿奇霉素）＋甲硝唑。

（4）性传播疾病。常见的性传播疾病包括梅毒、淋病、非淋菌性尿道炎（或宫颈炎）、软下疳、性病性淋巴肉芽肿等，主要通过性接触传播。

①治疗原则。明确诊断后应尽早开始规范治疗。治疗期间禁止性生活。同时检查和治疗性伴侣。

②治疗方案。性传播疾病的治疗主要是针对病原微生物的治疗。对梅毒患者，使用青霉素前须进行过敏试验，青霉素过敏者可选用红霉素或多西环素，但妊娠者不宜使用多西环素，对其所分娩的新生儿应采用青霉素治疗，治疗时应注意避免赫氏反应。对淋病患者，必要时可联合应用抗沙眼衣原体的药物。

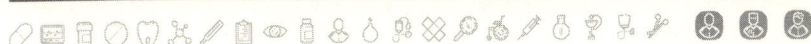

疾 病	病原微生物	宜选药物	可用药物
梅 毒	梅毒螺旋体	普鲁卡因青霉素 苄星青霉素	红霉素 多西环素
淋 病	淋病奈瑟菌	头孢曲松 大观霉素	氟喹诺酮类 多西环素
软下疳	杜克雷嗜血杆菌	阿奇霉素、 头孢曲松	红霉素 氟喹诺酮类 大观霉素
非淋菌性 尿道炎	衣原体或支原体	多西环素 大环内酯类	氟喹诺酮类
性病性淋 巴肉芽肿	沙眼衣原体 L1、L2、L3	大环内酯类	多西环素

妊娠期患者抗生素的应用

　　妊娠期抗生素的应用需考虑药物对孕妇和胎儿两方面的影响。对胎儿有致畸或明显毒性作用的药物，如四环素类、喹诺酮类等，妊娠期避免应用。对孕妇和胎儿均有毒性作用的药物，如氨基糖苷类、万古霉素、去甲万古霉素等，妊娠期避免应用。确有应用指征时，须在血药浓度监测下使用，以保证用药安全、有效。妊娠期感染应使用药物毒性低，对胎儿及孕妇均无明显影响，也无致畸作用药物，如青霉素类、头孢菌素类等 β - 内酰胺类等。

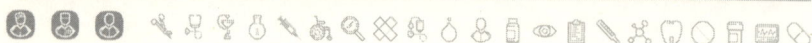

美国食品药品管理局（FDA）按照药物在妊娠期应用时的危险性将其分为 A、B、C、D 及 X 五类。

A 类：在孕妇中研究证实无危险性，可供药物选用时参考，妊娠期可安全使用。

B 类：在动物研究中无危险性，但人类研究资料不充分，或对动物有毒性，但人类研究无危险性，有明确指征时慎用。

C 类：在动物研究中显示毒性，人体研究资料不充分，但用药时可能患者的受益大于危险性，在确有应用指征时，充分权衡利弊决定是否选用。

D 类：已证实对人类有危险性，但仍可能受益多于危险性，应避免应用，但在确有应用指征且患者受益大于可能的风险时严密观察下慎用。

X 类：对人类致畸，危险性大于受益，禁用。妊娠期感染者接受氨基糖苷类、万古霉素、去甲万古霉素、氯霉素、磺胺、氟胞嘧啶治疗时必须进行血药浓度监测，据以调整给药方案。

妊娠期应用抗生素的危险性分类

分　类	抗生素
A	无

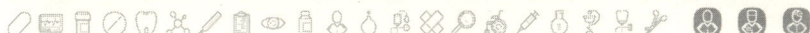

续表

分　类	抗生素
B	青霉素类、红霉素、两性霉素B、甲硝唑、头孢菌素类、阿奇霉素、特比萘芬、呋喃妥因、青霉素类＋β内酰胺酶抑制剂、克林霉素、利福布汀、氨曲南、磷霉素、乙胺丁醇、美罗培南、克霉唑、厄他培南
C	亚胺培南（或）西司他丁、氟康唑、磺胺药（或）甲氧苄啶、乙胺嘧啶、氯霉素、伊曲康唑、氟喹诺酮类、利福平、克托霉素、酮康唑、利奈唑胺、异烟肼、万古霉素、氟胞嘧啶、咪康唑、吡嗪酰胺、伊曲康唑、制霉菌素
D	氨基糖苷类、四环素类
X	奎宁、乙硫异烟胺、利巴韦林

😊 哺乳期患者抗生素的应用

　　哺乳期感染者接受抗生素治疗后，药物可自乳汁分泌，通常母乳中药物浓度不高，不超过哺乳期患者每日用药量的1%；少数药物乳汁中分泌量较高，如氟喹诺酮类、四环素类、大环内酯类、氯霉素、磺胺甲噁唑、甲氧苄啶、甲硝唑等。青霉素类、头孢菌素类等 β-内酰胺类和氨基糖苷类等在乳汁中浓度低。然而，无论乳汁中药物浓度如何，均存在对乳儿的潜在影响，并可能出现不良反应。如氨基糖苷类抗生素可导致乳儿听力减退，氯霉素可致骨髓抑制，磺胺

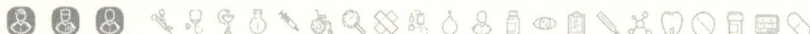

甲噁唑等可致核黄疸、溶血性贫血，四环素类可致乳齿黄染，青霉素类可致过敏反应等。因此，治疗哺乳期感染者时，应避免选用氨基糖苷类、喹诺酮类、四环素类、氯霉素、磺胺等药物。哺乳期感染者应用任何抗生素时，均宜暂停哺乳，停止哺乳时间可根据不同药物代谢的时间而定。

妇科炎症用药，别见好就停

近年来，妇科炎症用药零售市场日益扩大，有关数据显示，妇科炎症的药物销量中，零售市场占63%，医院市场占37%，可以说，患了妇科炎症，越来越多的女性倾向于自己到零售药店购买药物进行自我药疗。

误区一：让中成药唱主角。

因为广告宣传的关系，加上中医药深入人心，治疗妇科炎症的中成药大多"名声"很响，比如妇科千金片、花红片、金鸡胶囊，还有乌鸡白凤丸等。很多女性有了妇科炎症的症状，比如白带量多、颜色和气味异常、阴道口瘙痒等，习惯于马上求助于中成药治疗。

但无论是慢性宫颈炎，还是阴道炎，首选的治疗皆不是中成药。妇科中成药大多具有清热解毒的作用，能起到较好的调理内分泌效

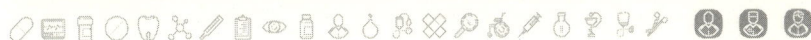

果，可以调整女性的体质，但起效较慢、针对性不强，一般用作慢性妇科炎症的辅助治疗，不能作为首选治疗，否则用"慢兵对强敌"，引起炎症的病原体会趁机扩散、发展，从而耽误了病情。

误区二：治疗不按疗程。

大多数女性进行自我药疗时，判断疗效往往凭主观感觉，症状好了、白带正常了就是病好了，于是赶快停药。其实妇科炎症的治疗有一个较为严格的"疗程"概念。以常见的霉菌性阴道炎为例，因为有比较典型的症状：一是发作前大多有诱因，如工作劳累、出差、伴有糖尿病等；二是会出现特征性的豆腐渣样白带。因此，这本来是个适合于进行自我诊断从而进行自我药疗的病，但很多女性治疗时往往见好就收，不遵守疗程，没有"剩勇追穷寇"，霉菌感染大多还会再次反弹。

我国妇科界已经制定了一个霉菌性阴道炎的治疗规范：首发的或者偶发的患者，宜进行口服药和阴道栓剂的抗霉菌治疗，治疗疗程为1周；难治性复发性感染，一般在月经过后用药1～2周，持续3～6个月；慢性宫颈炎治疗疗程为1～2周；滴虫性阴道炎疗程大约也是1周。

误区三：各种妇科炎症不分。

阴道炎、慢性宫颈炎虽然都属于炎症，性质却大不一样，治疗

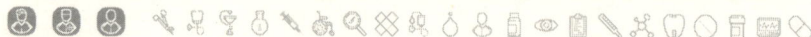

时更要区别对待。阴道炎以细菌、真菌等病原体引起的炎症居多，大多采用抗生素治疗；慢性宫颈炎则是内分泌改变、外界刺激、人类乳头状病毒感染等多种因素引起的，很少使用抗生素治疗，需要综合性的治疗手段，比如宫颈糜烂，就应该采用激光、冷冻、微波等物理治疗手段，还可以使用聚甲酚磺醛阴道栓、保妇康栓剂，无论是治疗方案，还是治疗药物，都和阴道炎大相径庭。患了宫颈炎，还要排除癌变和癌前病变的可能，18 岁以上的女性，应该每年做一次宫颈筛查；连续 3 年正常，则改为 2～3 年进行一次检查。

误区四：盲目选洗液。

洗液是女性青睐的对抗阴道炎症的"武器"，不过，许多女性购买洗液时很盲目、也很随意。购买洗液很有学问。

首先，要认准洗液是健字号还是药字号，如是妇科炎症急性发作，建议选择药字号。

第二，认准洗液的酸碱性，霉菌性阴道炎应该选用碱性洗液，滴虫性阴道炎表现为阴道局部发痒、出现稀薄的泡沫状白带，则应该选用酸性洗液，如醋酸氯己定。

第三，洗液使用时间别超过标准的疗程。清水才是最好的洗液，因为它不会破坏阴道的酸碱平衡。

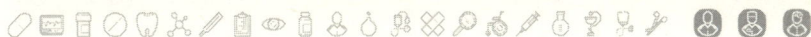

慢性宫颈炎中药治疗

（1）湿热下注

表现：带下量多，色黄白或为脓性，或带血丝。性交痛或性交后阴道出血。腰酸坠胀，腹胀下坠，或有小便频数疼痛、阴痒，口苦咽干。舌红苔黄腻，脉弦滑。中成药：妇炎平胶囊，每次 4 ~ 6 丸，每日 2 次，温开水送服；子宫丸，每次 9g，每日 3 次，饭后温开水送服。

（2）脾肾亏虚

表现：带下量多清稀，绵绵不断，食少神疲，腰膝酸软，面色无华，或大便稀溏。舌淡苔白或腻，脉濡缓。中成药：止带丸，每次 3 ~ 6g，每日 2 ~ 3 次，饭后温开水送服；茸坤丸，每次 6g，每日 3 次，温开水送服。

（3）食疗方法

①扁豆花 9g，椿白皮 12g，均用纱布包好后，加水 200ml，煎取150ml，分次饮用，一般 1 周见效。

②新蚕沙 30g（布包），薏苡仁 30g，放瓦锅内加水适量煎服，每日 1 次，连服 5 ~ 7 日。

③鹿茸 6g，白果仁 30g，淮山药 30g，猪膀胱 1 具。先将猪膀胱洗净，

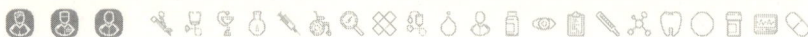

将诸药捣碎，装入猪膀胱内，扎紧膀胱口，文火（小火）炖至烂熟，入食盐少许调味，药、肉、汤同服食。

④杜仲 30g（布包），粳米 30～60g，同煮为粥，去药渣，食粥。每日 1 剂，连食 7～8 剂。

👨‍⚕️ 孕期患淋菌性宫颈炎怎么办

除了常见的淋菌性尿道炎，淋菌性宫颈炎也是有可能发生的，这是因为尿道与阴道毗邻，淋菌感染尿道后很容易感染阴道，继而上行感染导致宫颈的炎症。它是一种较为常见的性传播疾病，由淋病双球菌感染引起，主要表现为白带增多，呈脓性或黏液性，伴有尿频、尿急、尿痛等症状。病程为 1～2 个月，带菌情况可持续数月。

女性患了淋菌性宫颈炎后，隐藏于宫颈管的淋菌不但可以性交时传给男方，而且也可通过胎盘传给胎儿，导致流产、早产、死产等。在分娩过程中通过阴道的感染，同样会染上新生儿淋病，轻者引起新生儿眼结膜炎；重者可转为新生儿淋菌性败血症、脑膜炎、心内膜炎、直肠炎、口腔炎、关节炎等。其中以新生儿淋菌性眼炎最为多见。新生儿患病初期出现血性眼泪，24 小时后转为脓性，如不及时治疗，可导致失明。

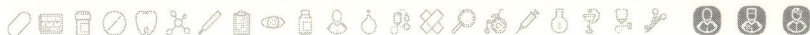

那么如果女性在孕期患有淋菌性宫颈炎怎么办？这个宝宝要不要呢？

因为很多药物对胎儿的生长发育都有害，所以孕期妈咪这时候应该到正规的医院去咨询医生，看淋菌性宫颈炎的严重程度，如果比较轻的话可以采用阴道冲洗的方法，再辅以微波的治疗，尽量减少药物的治疗，以免给胎儿带来影响。如果太严重胎儿很有可能已经被感染的话，最好是采取终止妊娠的方法，因为胎儿感染以后首先对这种疾病的抵抗力比较弱，影响其生长发育，对以后的身体健康和智力发育有很大的影响，其次胎儿对很多药物敏感，治疗上不方便，不加强治疗，疾病又不能好，用药治疗又对胎儿有影响，所以建议最好终止妊娠。

如果孕期女性感染很严重，需要采取人工终止妊娠的话，一旦决定，就应该先把炎症治愈后进行人流。这时候可以采用物理治疗加药物治疗的方式，服用消炎、抗菌的药物，尽早地把炎症治好。治疗期间要严密观察身体状况，如有什么不舒服及时去医院检查。人工终止妊娠现在有很多的方法，因为患者是被迫终止的，最好是选用比较好的人流方法，对子宫伤害小，这样对以后的生育不会有影响。

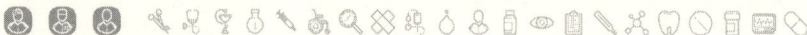

中医如何治疗附件炎

中医学是一颗最灿亮的明珠，中医疗法具有独特的疗效，能治愈一些西医根本无法解释的疾病，比如一些慢性病，西医就不可能一直输抗生素进行治疗，须治疗 1 ~ 2 个疗程停一停，不然就会有副作用。再比如盆腔积液、输卵管积液，因积液病灶周围没多少肌肉和血管，西医输抗生素剂量再大，都很难到达患处，因而治疗效果不尽人意。

中医学认为附件炎属"带下病""少腹痛""腰痛""经病疼痛"等范畴。中医辨证多属湿热下注，气滞血瘀。下焦为肝肾二脏与冲任二脉所居之地，湿热稽留，湿热邪毒内侵，气机阻滞，血脉瘀阻，致使肝失疏泄，肾不化水，任脉不利，冲脉不固，诸症渐致而成。因此，中医治疗输卵管积液以清热解毒、祛湿利水、消炎、止痛、活血化瘀、兼顾扶正固本为基本法则。

生殖器结核的治疗

（1）采用抗结核药物治疗为主，休息营养为辅的治疗原则。

①抗结核药物治疗。抗结核药物治疗对 90% 女性生殖器结核有

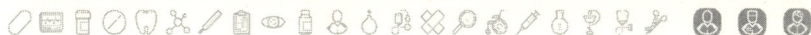

效。药物治疗应遵循早期、联合、规律、适量、全程的原则。既往多采用1.5～2年的长疗程治疗，近年采用异烟肼、利福平、乙胺丁醇、链霉素及吡嗪酰胺等抗结核药物联合治疗，将疗程缩短为6～9个月，取得良好疗效。治疗方案可参照肺结核的治疗方法。

②支持疗法。急性患者至少应休息3个月，慢性患者可以从事部分工作和学习，但要注意劳逸结合，加强营养，适当参加体育锻炼，增强体质。

（2）手术治疗。下列情况应考虑手术治疗。

①盆腔包块经药物治疗后缩小，但不能完全消退。

②治疗无效或治疗后又反复发作者。

③盆腔结核形成较大的包块或较大的包裹性积液者。

④子宫内膜结核严重，内膜被广泛破坏，药物治疗无效者。

为避免手术时感染扩散和减轻粘连，提高手术后治疗效果，手术前后需应用抗结核药物治疗。手术以全子宫及双侧附件切除术为宜。对年轻妇女应尽量保留卵巢功能；对病变局限于输卵管，而又迫切希望生育者，可行双侧输卵管切除术，保留卵巢及子宫，虽然生殖器结核经药物治疗取得良好疗效，但治疗后的妊娠成功率极低，可行辅助生育技术助孕。由于生殖器结核所致的粘连常较广泛而紧密，术前应口服肠道消毒药物并做清洁灌肠，术时应注意解剖关系，

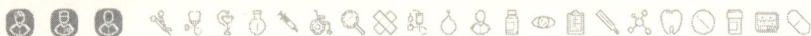

避免损伤肠管。

👨‍⚕️ HPV感染的治疗

如果仅仅是HPV（人乳头瘤病毒）阳性，没有任何病变，就可以不管它，因为自身可以清除，定期复查。如果它已经造成了局部增生性病变或宫颈病变，就必须及时治疗了。

"治病不治毒"是对HPV感染目前的处理原则，即仅治疗HPV感染引起的病变，而不是治疗HPV感染本身，对未引起病变的HPV感染不需要治疗，正如大多数病毒引起的感冒不需要治疗一样。

对HPV引起的生殖道病变，主要的治疗方法包括物理消融（如激光、冷冻）、细胞毒药物（如鬼臼树脂）、光动力学治疗等。这些方法都不能彻底消除病毒，未来的发展方向是疫苗和抗病毒药物的开发。

采用合适且有效的治疗方法，尖锐湿疣治愈很容易。疣体不超过黄豆粒大小的情况下，可以使用药性温和的外涂药治疗，疣体较大如超过花生米粒大小的可先用物理方式（激光、冷冻等）去掉疣体，待创面愈合后再用药性温和的抗复发外涂药涂抹局部，防止复发。

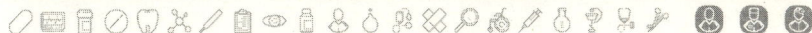

中医良方巧治外阴瘙痒

外阴瘙痒是女性常见疾病之一，如何让女性朋友摆脱这个问题呢？5个中医方巧治外阴瘙痒，帮你摆脱痛苦。

（1）陈鹤虱30g，苦参、威灵仙、当归尾、蛇床子、狼毒各15g。煎汤熏洗，临洗时加猪胆2个更佳，每日1次，10次为1个疗程，如外阴并发溃疡者忌用。

（2）蛇床子、川椒、明矾、苦参、百部各15g。煎汤，趁热先熏后坐浴，每日1次，10次为1个疗程。若阴部破溃者则去川椒。

（3）透骨草10g，蒲公英、马齿苋、紫花地丁、防风、羌活、独活各5g，艾叶6g，甘草3g。煎水熏洗。

（4）海蛤粉3g，冰片0.3g。共研细末，将此药粉撒在外阴部，或用香油调和涂敷，每日2次，10次为1个疗程。

（5）珍珠、青黛、雄黄各3g，黄柏8g，儿茶6g，冰片0.03g。共研细末外搽，每日2次。

第 5 章

康复调养

三分治疗七分养，自我保健恢复早

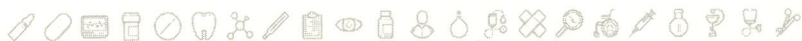

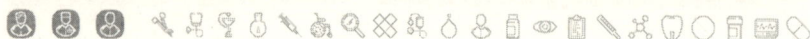

避孕套就可以拒敌门外吗

传统天然乳胶避孕套在阻断性传播疾病方面的效果正受到越来越多研究结果的质疑。将避孕套称为"安全套"并不科学。使用避孕套预防艾滋病、尖锐湿疣等性传播疾病的失败率仍然很高，因此避孕套不等于安全套。

传统乳胶避孕套的作用是阻隔，只要正确使用就能在一定程度上阻隔病毒的传播。广泛使用的避孕套不能彻底有效地防止任何一种性病传播！主要有三点原因。

（1）艾滋病病毒、人乳头瘤病毒等远比精子小，避孕套能阻隔精子不一定能阻隔各种病毒。乙肝病毒、尖锐湿疣病毒、艾滋病病毒有可能穿透传统天然胶乳避孕套。

（2）性病病毒可以通过多个途径侵入生殖器官黏膜、皮肤，精子则只有进入输卵管这条唯一通道。

（3）怀孕受排卵时间的限制，而性病病毒感染不受任何时间限制。

如此看来，致密度不够，无法有效阻隔艾滋病、乙肝等各种病毒；存在致癌物质亚硝胺；乳胶蛋白引起过敏反应；以及天然乳胶避孕套的偏碱性，成了传统乳胶避孕套无法克服的四大缺陷。

传统乳胶避孕套不等于安全套！因此在使用避孕套后仍然有可

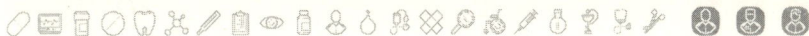

能感染性病，不要以为带了避孕套就万无一失，肯定不会传染性病，当身体出现不良症状时，应及时到正规医院检查治疗。

HPV感染的预后

临床与实验研究显示人体感染 HPV 后有三种演变可能。

（1）部分人的 HPV 感染经一定潜伏期后进一步发展成有临床表现的病变，如尖锐湿疣、肿瘤等疾病。

（2）部分人感染 HPV 后 HPV 长期停留在皮肤黏膜组织中，不引起明显的临床表现，也不引起任何不适。

（3）部分人的 HPV 感染具有自限性，经过一定时期后 HPV 感染可逐渐消失，为自行消退或自发性消退。

妇科炎症忌滥输液

妇科"三炎"是指阴道炎、宫颈炎和盆腔炎。一旦患上妇科炎症，许多人误认为，打点滴比服药疗效来得快，滥用输液和乱用抗生素的情况多见。事实上，妇科"三炎"在多数情况下，可通过服药加

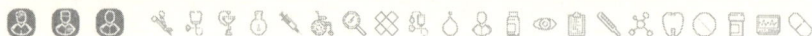

上局部外用药物治愈，通常是不需要输液的。

妇科专家认为，随便输液有弊端，较易产生不良反应，最常见的输液反应为发热反应，约占 80% 以上；二是发生交叉感染；三是容易导致细菌耐药或二重感染。

因此，育龄妇女患上妇科炎症后，首先不要主动申请输液来治疗，其次，最好是口服药片或糖浆制剂，或使用栓剂阴道给药来代替注射给药。如霉菌性阴道炎，可遵医嘱使用对症的药物性软膏涂抹外阴，每日 1 次，10 次为 1 个疗程；再如轻中度的宫颈糜烂，可使用些外用栓剂；比较严重的宫颈炎，可采用物理治疗，如微波、电凝、电灼、冷冻、激光等。

对于急性妇科炎症伴有高热、急性腹痛、阴道分泌物增多、化验白细胞明显增高时，可以及时使用抗生素，如青霉素类、头孢菌素类、甲硝唑等，并可选择输液这种给药途径，以达到缓解症状的目的，病好即停药。

慢性盆腔炎可通过盆腔操来预防

第一式：左右压膝。取床上坐位，并腿屈膝，两手按于膝上，左手向外压膝，还原后，右手重复上述动作。

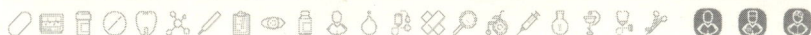

第二式：伸臂转体。取床上坐位，两腿伸直，两足分开与肩同宽，两手平放于臀旁，上体左转，左手由后向前摆，左手触足尖，眼跟手转，还原后，右手重复上述动作。

第三式：屈膝转腰。取仰卧位，两手交叉枕于头下，左腿屈膝，左足置于右膝旁，腰及左腿向右转，左膝向下压，还原后，右腿重复上述动作。

第四式：仰卧蹬腿。取仰卧位，左腿上提，屈膝成90度，左足上蹬，两腿夹角成60度，然后缓慢还原，右腿重复上述动作。

第五式：伸臂拍足。取仰卧位，两臂上举置于头顶，左腿抬高，右手拍左脚背，缓慢还原后，右腿及左手重复上述动作。

第六式：侧卧蹬腿。取仰卧位，左腿屈膝抬高，左足置于右膝旁，腰及左腿向右转，左足向斜前方蹬腿，缓慢还原后，右腿重复上述动作。蹬腿时，两腿夹角成45度。

第七式：交替屈膝。取仰卧位，两腿并拢上抬，两膝微曲，左腿伸直，右腿屈膝上抬，左右交替，两腿轮换如踩单车样，两腿离床，动作缓慢。

第八式：屈膝松腿。取仰卧位，两腿伸直，屈左膝80~90度后，缓慢还原，屈右膝，重复上述动作。

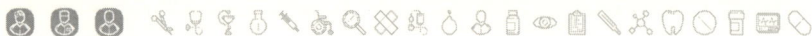

长期便秘的女性要小心附件炎

大便秘结不通，排便时间延长，或者想解大便而由于粪便太干难于解出就是便秘，这是一种病症。提起便秘，好像与女性附件炎很不相及，然而，近些年来的医学研究表明，长期便秘的确会导致女性患上附件炎。

相信大家都知道，女性的子宫、输卵管、卵巢等内生殖器是位于骨盆腔内，前与膀胱为邻，后面以及左右两侧靠近肠管，尤其是右侧输卵管挨着阑尾、盲肠，而左侧输卵管与乙状结肠以及直肠靠近。女性长期便秘，停留在肠管内排泄物中的各种细菌、霉菌、病毒等病原体就可以通过毛细血管、淋巴管侵犯到左侧输卵管以及卵巢，引起炎症。轻者病变进展比较缓慢，症状不是很明显；重者常伴有下腹痛、腰酸痛、月经过多、白带多、性交疼痛和痛经等。另一方面，输卵管管腔较细。如果被炎症堵塞，就会阻碍精卵相遇，造成不孕。

因此，女性便秘要改正不良习惯，每天早晨坚持喝一杯蜂蜜水，并且养成经常喝水的习惯，平时要经常吃一些粗粮以及蔬菜、水果等，特别是多吃些含纤维多的食品，同时要养成定时排便的习惯。

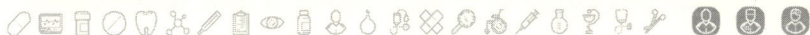

囤卫生巾易引发妇科炎症

许多女性饱受炎症的反复困扰，在生活中越来越注意，比如性生活后及时清洗、太阳暴晒内裤等，可是对卫生巾的购买并不在意，会囤大量卫生巾在家里，或更换卫生巾前不洗手，经常使用卫生护垫，这些都会增加患妇科炎症的风险。

有些女性喜欢商场促销时大量买货，囤积在家中慢慢使用。其实卫生巾和食品一样，也是有使用期限的，离生产日期越近卫生巾的质量越有保证。因为是使用高温消毒的方法达到无菌的，一次性消毒灭菌的有效期毕竟有限，超过期限也就没有无菌的保障了。因此，在使用卫生巾时，一定要注意有效期，一次性购买不要太多，随用随买，不宜家庭久藏。特别是不要存放在卫生间里，和家中的其他房间相比，卫生间是最潮湿的，有些家庭的卫生间甚至是终日不见阳光。卫生巾受潮后细菌更易侵入。拆包后的卫生巾应放在干燥、洁净的地方，受潮后就不要再使用。一般来说，女性买一两个月经周期用的卫生巾放在家里备用即可。

有些女性觉得白带不干净，在没有月经的时候爱用卫生护垫，这种看似卫生的习惯，其实最不健康。女性的外阴需要透气、干燥、清洁的环境才能保持健康，无论护垫如何宣传其高度的透气性和舒适性，

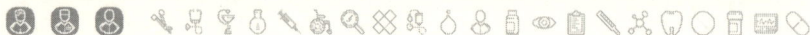

其底层都会有一层塑料膜，密不透气，长期使用，会增加外阴的湿度和温度，给细菌、真菌的生长创造条件，破坏了阴道的酸碱度，容易诱发阴道炎。尤其是在南方潮湿闷热的梅雨季节里，这种情况会更加明显。卫生护垫偶尔用几次无妨，但不要每天都用。如果用卫生护垫，一定要经常更换，保持干燥。

更换卫生巾前也要洗手。饭前便后要洗手很多人都记得，不过更换卫生巾前最好也要洗手。因为用手将卫生巾拆封、打开、抚平、粘贴的过程，会将病菌带到卫生巾上。卫生巾直接接触女性外阴皮肤，而经期又是女性抵抗力较低的时期，稍不注意则会增大患妇科疾病的概率。有些女性偏爱使用大吸收量的卫生巾，因为可以避免频繁更换卫生巾，也不会因为血量过大而出现侧漏问题。一旦用上大吸收量卫生巾就会"偷懒"，长时间不更换，这样会造成局部通风差，导致细菌繁衍，从而诱发各种妇科疾病。就算你青睐大吸收量卫生巾，也别忘记2个小时左右更换一次。

老年性阴道炎注意事项

（1）发生老年性阴道炎时，不要因外阴瘙痒即用热水烫洗外阴，虽然这样做能暂时缓解外阴瘙痒，但会使外阴皮肤干燥粗糙，不久

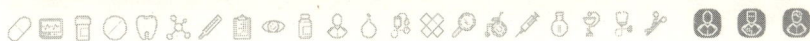

瘙痒会更明显。清洗外阴时宜使用温水。

（2）患病期间每日换洗内裤，选用纯棉布料的内裤而且要宽松舒适。

（3）外阴出现不适时不要乱用药物。因为引起老年性阴道炎的细菌多为大肠埃希菌、葡萄球菌等杂菌，不像育龄期女性以霉菌性阴道炎、滴虫性阴道炎最多见。因此不要乱用治疗霉菌或滴虫的药物，更不要把外阴阴道炎当作外阴湿疹而乱用激素药膏，这样会适得其反。

（4）平时注意卫生，减少患病机会。不要为了"消毒杀菌"就使用肥皂或各种药液清洗外阴。因为老年妇女的外阴皮肤一般干燥、萎缩，经常使用肥皂等刺激性强的清洁用品清洗外阴，会加重皮肤干燥，引起瘙痒，损伤外阴皮肤。清洗外阴时应用温开水，里面可以加少许食盐或食醋，或选用中性肥皂，选用的卫生纸应该带有"消准"字样。勤换洗内裤。自己的清洗盆具、毛巾不要与他人混用。

（5）由于老年妇女阴道黏膜菲薄，阴道内弹性组织减少，因此过性生活时有可能损伤阴道黏膜及黏膜内血管，使细菌乘机侵入。可以在性生活前将阴道口涂少量油脂，以润滑阴道，减小摩擦。

发生老年性阴道炎后，患者自觉外阴灼热，瘙痒不适，白带增加，色黄质稀，味臭，常易并发尿频、尿急或小便失禁等症。

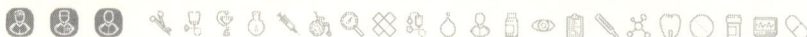

妇科检查时见外阴萎缩，双小阴唇内侧面可有充血；阴道黏膜菲薄，皱襞消失，充血并有散在的小的出血点，或可见浅表的溃疡。

如果阴道炎症久治不愈，有可能引起阴道粘连，重者引起阴道闭锁，炎性分泌物不能排出，又会发生阴道积脓或宫腔积脓。同样，溃疡面如果与对侧粘连，也可以引起阴道粘连等病症。

针对老年性阴道炎的发病原因，治疗应该从改善阴道环境、增加阴道黏膜的抵抗力和抑制细菌生长几方面入手。主要是外用改善阴道环境、增加阴道黏膜抵抗力、抑制细菌生长的药物，必要时可在医生的指导下使用小量雌激素（可以口服也可以局部涂抹）。更为重要的是，在不适感较为明显时，一定要到正规医院的妇科就医，按医生的指导使用药物治疗。

慢性宫颈炎的日常注意事项

（1）保证休息，多食水果、蔬菜及清淡食物。

（2）保持外阴清洁，常换内裤，内裤宜柔软，选用纯棉或丝织品，防止炎症发生。

（3）慢性宫颈炎病程长，治疗的时间也往往较长，要树立信心，主动配合治疗。

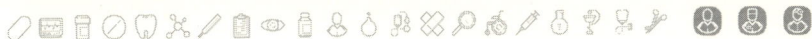

（4）慢性宫颈炎，尤其是宫颈糜烂在治疗前应先做宫颈剖片，排除早期宫颈癌。

（5）久治不愈者，必要时可接受手术治疗。

（6）手术治疗后，在创面尚未完全愈合期间（手术后4～8周）应避免盆浴、性交及阴道冲洗等。

（7）在手术后1～2个月内，于月经干净后定期到医院复查，以了解创面愈合情况及治疗效果，有的病情较重需要多次治疗才能彻底治愈。

😊 盆腔炎的日常注意事项

（1）杜绝各种感染途径，保持会阴部清洁、干燥，每晚用清水清洗外阴，做到专人专盆，切不可用手掏洗阴道内，也不可用热水、肥皂等洗外阴。盆腔炎时白带量多，质黏稠，所以要勤换内裤，不穿紧身、化纤质地内裤。

（2）月经期、人流术后及上环、取环等妇科手术后阴道有流血，一定要禁止性生活，禁止游泳、盆浴、洗桑拿浴，要勤换卫生巾，因此时机体抵抗力下降，致病菌易乘虚而入，造成感染。

（3）被诊为急性或亚急性盆腔炎患者，一定要遵医嘱积极配合

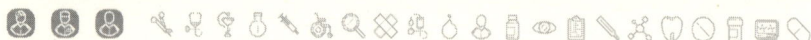

治疗。患者一定要卧床休息或取半卧位，以利炎症局限化和分泌物的排出。慢性盆腔炎患者也不要过于劳累，做到劳逸结合，节制房事，以避免症状加重。

（4）发热患者在退热时一般出汗较多，要注意保暖，保持身体的干燥，出汗后应更换衣裤，避免吹空调或直吹对流风。

（5）要注意观察白带。白带量多、色黄质稠、有臭秽味者，说明病情较重，如白带由黄转白（或浅黄），量由多变少，味趋于正常（微酸味），说明病情有所好转。

（6）急性或亚急性盆腔炎患者要保持大便通畅，并观察大便的性状。

（7）有些患者因患有慢性盆腔炎，稍感不适就自服抗生素，长期服用可以出现阴道内菌群紊乱，而引起阴道分泌物增多，呈白色豆腐渣样白带，此时，应立即到医院就诊，排除霉菌性阴道炎。

（8）盆腔炎患者要注意饮食调护，加强营养。发热期间宜食清淡易消化饮食，对高热伤津的患者可给予梨汁或苹果汁、西瓜汁等饮用，但不可冰镇后饮用。白带色黄、量多、质稠的患者中医辨证多属湿热证，忌食煎烤、油腻、辛辣之物。小腹冷、怕凉、腰酸疼的患者，属寒凝气滞型，则在饮食上可服姜汤、红糖水、桂圆肉等温热性食物。烦热、腰痛者多属肾阴虚，可食肉、蛋类食物，以滋

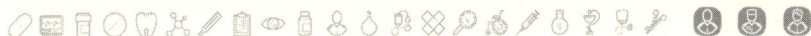

补强心。

（9）做好避孕工作，尽量减少人工流产术的创伤。

妇科炎症用药期间可以性生活吗

在炎症用药期间是禁止过性生活的，因为这对夫妻双方都不好。如果妻子有了炎症，最好告诉丈夫，并希望丈夫能配合。另外，有一些炎症是某些病菌引起的，所以，妻子在看病时最好问问医生，丈夫是否有必要跟自己一同用药，妇科炎症并不可怕，但需要的是夫妻双方共同面对。

妇科炎症患者的"性"福生活

（1）保持性器官卫生。可以减少因为生殖器官不洁带来的感染，如生殖系炎症、泌尿系炎症以及宫颈癌等。不论男女都应做到这点。

（2）月经期禁性生活。经期子宫内膜剥脱，子宫腔内有新鲜创面，性交可能带入细菌，引起生殖器官炎症；而且经期盆腔充血，亦可使月经增多。经期同房，发生子宫内膜异位症的概率也有所增加。

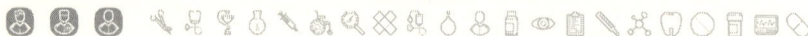

（3）应避免性生活造成疲劳、萎靡不振，影响工作和学习。

（4）大量饮酒后应避免性生活。

（5）妊娠期内头3个月进行性生活容易引起流产；妊娠末期性生活容易引起早产和感染。因此在这些时间里应控制性生活。

（6）产褥期进行性生活可影响女性生殖器官的复原，亦增加感染机会，因此应避免性生活。

老年性生活的正确认识和方法

一般来说男性的性功能维持时间较长，到80岁或更高龄仍可保持阴茎勃起能力，但射精量和能力以及勃起硬度和性快感均有所减弱。女性性功能在50岁后逐渐下降，但至60岁或更高龄，也可有性欲发生，但强度和能力及性快感明显下降。可见老年人选行性生活也是正常生理现象。但由于受封建观念和社会舆论的影响，多数人对老年人的性生活存在不正确的看法，老年人本身也认为这是丢人的事。实际上，这些看法都是不正确的，只要老年人身体健康状况良好，没有严重器质性病变，正常的性生活不但没有害处，相反地对身心健康、精神和情感上都有好处，因此人为地去限制老年人的性生活是不必要的。

当然，老年人身体状况减弱，特别有些人患有心脑血管疾病，性生活要适度才是。

绝经后的妇女随着卵巢功能的衰退，雌激素的缺乏，生殖器官发生萎缩，阴道黏膜变得薄而脆、干涩，酸碱度也有所改变，性交时容易造成阴道或外阴损伤，或产生性交困难和疼痛。

那么应当如何注意呢？

可在性交时涂一点润滑剂，如石蜡油、凡士林等。亦可用少量雌激素油膏，以增加阴道黏膜的抵抗力。但这种药不能长期应用，并且要在医生指导下方可应用。性交时动作要轻，不可粗暴，以免发生意外。

妇科炎症患者的饮食注意

（1）饮食宜清淡，不食羊肉、虾、蟹、鳗鱼、咸鱼、黑鱼等发物。

（2）忌食辣椒、麻椒、生葱、生蒜、白酒等刺激性食物及饮料。

（3）禁食桂圆、红枣、阿胶、蜂王浆等热性、凝血性和含激素成分的食品。

（4）多食瘦肉、鸡肉、鸡蛋、鹌鹑蛋、鲫鱼、甲鱼、白鱼、白菜、芦笋、芹菜、菠菜、黄瓜、冬瓜、香菇、豆腐、海带、紫菜、水果等。

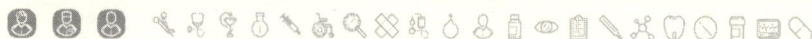

附件炎吃什么好

（1）附件炎食疗方

①当归生姜羊肉汤

组成：羊肉 500g，当归 60g，黄芪 30g，生姜 5 片。

用法：羊肉切块，与当归、黄芪、生姜共炖汤。加盐及调味品，吃肉饮汤。

功效：益气养血。适用于气血虚弱型痛经。

②山楂红枣汤

组成：山楂 50g，生姜 15g，红枣 15 枚。

用法：水煎服。每日 1 剂，分 2 次服。

功效：活血化瘀，温经止痛，行气导滞。适用于经寒血瘀型痛经。

③山楂葵花籽红糖汤

组成：山楂 30g，向日葵籽 15g，红糖 60g。

用法：将山楂、向日葵籽烤焦后研末，加红糖冲服。分 2 次服，每日早、晚各 1 次。于经前 1 ~ 2 日开始服或经来即服。每次月经周期服 2 剂，连用 1 ~ 2 个月。

功效：活血化瘀，收敛镇痛，补中益气。适用于气血虚弱型痛经。

④败酱紫草汤

组成：败酱草 45g，紫草根 15g。

用法：将上两味放入水中煎煮，加入红糖服用。

功效：具有清热解毒利湿的作用。

⑤马齿苋蒲公英粥

组成：马齿苋 15g，蒲公英 15g，大米适量。

用法：先将前两味放入水中煎煮，去渣取汁，放入大米煮粥，熟后放入冰糖服食。

功效：具有清热解毒作用。

⑥薏苡仁红花粥

组成：薏苡仁 30g，红花 10g，小米适量。

用法：先将前两味放入水中煎煮，去渣取汁，放入小米煮粥，熟后直接服食。

功效：具有清热利湿活血的作用，适用于附件炎湿热瘀滞者。

（2）附件炎患者宜食食物

摄取足够的蛋白质，多吃瘦肉类、蛋、豆腐、黄豆等高蛋白食物，以补充经期所流失的营养素、矿物质，提高免疫力。

多吃高纤维食物，如：蔬菜、水果、全谷类、全麦面、糙米、燕麦等食物。摄入足够的高纤维食物，可促进动情激素排出，增加血液中镁的含量，可调整月经和镇静神经，这是附件炎的饮食中最为重要的。

即将面临更年期的附件炎患者，应多摄取牛奶、鱼等钙质丰富的食品。

月经量较多的附件炎患者，应多摄取菠菜、蜜枣、红菜（汤汁是红色的菜）、葡萄干等含铁量多的食物，以利补血。

（3）附件炎患者忌食食物

最好避免咖啡因，咖啡、茶、可乐、巧克力中所含的咖啡因使人神经紧张，可能造成月经期间的不适，附件炎患者的饮食调节中应避免饮用这些饮品。此外，咖啡所含的油脂也可能刺激小肠。

应注意禁酒，假使在月经期间易出现水肿，则酒精将加重此问题。附件炎患者的饮食调节中勿喝酒，假如非喝不可，则限制在 1 ~ 2 杯酒之间。禁食生冷食物。

少吃刺激的香辛食物和碳酸饮料。

妇科炎症白带异常的食疗方法

白带是阴道黏膜渗出物、宫颈管及子宫内膜腺体分泌物等融合形成，其形成与雌激素的作用有关。

白带异常的防治，首先在茶饭上要少食辛辣和油腻生冷之品，应多食用一些益脾补肾和清热利湿的食物，如莲子、大枣、山药、薏苡仁、冬瓜等。

如为脾虚和肾虚所致的白带质稀、量多，可食用扁豆、白果、蚕豆、绿豆、豇豆、黑木耳、胡桃肉、淡菜、龟肉、芹菜、芡实、荠菜、乌鸡、石榴皮、乌贼骨、鸡冠花、马齿苋、石榴、鳜鱼、赤小豆等。

此外，还应节制房事，关注月经期、妊娠期和产褥期的卫生。

食疗方法如下。

（1）黑木耳、红糖各适量。将黑木耳烘干，研末，用糖水送服。每日 2 次，每次 2g。适用于赤白带下。

（2）墨鱼 100g，瘦猪肉 200g，淮山药 10g，莲子 4g。将墨鱼、猪肉切碎，与山药、莲子同炖。食肉饮汤。适用于白带过多。

（3）鲜马齿苋 200g，生鸡蛋 2 枚。将马齿苋捣烂滤汁，生鸡蛋去黄，用蛋白和入马齿苋汁搅匀，开水冲服，每日 1 次。适用于白带过多。

（4）冬瓜子 90g，冰糖 90g。将冬瓜子捣烂，加入冰糖，开水炖服，早晚各 1 次。适用于白带过多。

（5）藕汁半碗，红鸡冠花 3 朵，水煎，调入红糖服，每日 2 次。

（6）韭菜根适量，鸡蛋 1 枚，红糖 10g。将韭菜根洗净，水煎，调红糖煮熟后共食用。每日 1 剂，连服 7 日。适用于白带过多。

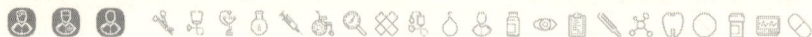

（7）白扁豆 250g。将白扁豆炒黄，研末，每日 2 次，每次 6g，米汤送服。适用于白带过多。

第 6 章

预防保健

运动饮食习惯好，远离疾病活到老

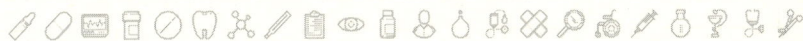

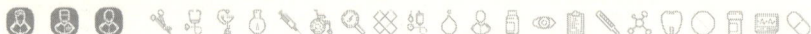

少量白带不是病,手下留"勤"

洗液是女性青睐的对抗阴道炎症的"武器",甚至有的女性本来没有妇科病,过分爱干净频繁使用洗液洗出了病。

女性成熟后阴道便有分泌物,因此有白带是正常的。正常的白带呈灰白透明色,无异味,正常流量可感到外阴湿润,这时候是不需要使用洗液的,因为女性阴道有"自净"功能,只需要清水清洗即可。

若发现白带有异味、变黄、变稠,呈豆腐渣样、泡沫状、淘米水样,则是不正常。购买洗液很有学问。首先,要认准洗液是健字号还是药字号,如是妇科炎症急性发作,建议选择药字号。第二,认准洗液的酸碱性,霉菌性阴道炎应该选用碱性洗液,滴虫性阴道炎表现为阴道局部发痒,出现稀薄的泡沫状白带,则应该选用酸性洗液,如醋酸氯己定。第三,洗液使用时间别超过标准的疗程。

如何预防新生儿尖锐湿疣

孕妇得了尖锐湿疣,不仅给患者自己带来痛苦和不适,而且对以后经产道出生的新生儿带来不良后果,导致新生儿尖锐湿疣。应如何预防新生儿尖锐湿疣呢?

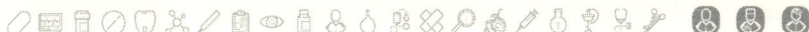

（1）在怀孕前夫妻任何一方患有尖锐湿疣时，一定要及时、彻底治疗，治愈后连续观察 6～8 个月，肯定无复发时才能怀孕。

（2）怀孕后才出现的尖锐湿疣应积极治疗。怀孕后母亲的生殖器官充血变软，某些治疗尖锐湿疣的药物会对胎儿有影响，导致胎儿畸形，甚至死胎、流产，应遵医嘱进行治疗。

妇科炎症的保健原则

（1）早期诊断，积极治疗，防止慢性迁延、反复不愈。性伴侣如有相同症状时，也应同时治疗。

（2）患病期间，不去浴池、游泳池等公共场所，防止传播病原菌。

（3）洗浴用品应专人专用，防止交叉感染。

（4）勤洗内裤，并经常日照或沸水煮烫消毒。

（5）注意经期、产褥期卫生，不用不洁卫生用品。

（6）避免不洁性行为及性伴侣混乱。

（7）定期进行健康普查，避免诱发因素，治疗癌前病变。

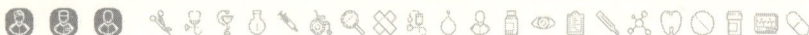

春夏季如何预防妇科炎症

夏季潮湿闷热是细菌、病毒滋生最快的季节，是妇科疾病的高发期。

春天虽好，对女性来说，却也是个"多事之春"。为什么这样说呢？因为，天气阴晴不定，雨水增多，且早晚温差大，生物钟紊乱，加上潮湿的空气有益于细菌的滋生和女性自身特殊的生理结构，因此，春季也是妇科疾病的高发季节。

春季妇科炎症症状以外阴瘙痒最为多见。主要原因是真菌感染较多，而真菌最容易引起外阴瘙痒。总体说来，以下三大妇科炎症易在春季发生。

（1）阴道炎。健康女性的阴道由于解剖结构的特点，对病原体的侵入有天然的防御功能，不会出现炎症。但是，在春季，细菌活跃，加上人体早晚温差大，易导致人体生物钟紊乱，易于细菌侵入，从而引发阴道炎。阴道炎如果得不到彻底治疗，可并发滴虫性尿道炎、膀胱炎、肾盂肾炎，由于滴虫能吞噬精子，可引起不孕症。霉菌性阴道炎还可引发早产、胎儿感染畸形等。

（2）盆腔炎。女性内生殖器（如子宫、输卵管、卵巢等）及其周围的结缔组织、盆腔腹膜发生炎症时，都称为盆腔炎。盆腔炎分为急性和慢性两种。如不及时治疗，往往会从急性盆腔炎变成慢性盆腔炎，导致不孕症的发生，让女性后悔不已。卵巢功能损害时可有月经失调、输卵管粘连，阻塞时可致不孕。

（3）宫颈炎。子宫颈是阻止病原微生物进入子宫、输卵管以及卵巢的一道重要防线。春季人体抵抗力下降，很容易得此病。以慢性宫颈炎多见，常表现为宫颈糜烂。宫颈糜烂是由于受炎性分泌物的浸渍、宫颈鳞状上皮脱落，由宫颈管的柱状上皮覆盖代替。宫颈炎如不能及时查出，会恶化为宫颈癌。

妇科炎症可以从生活细节上预防。

（1）勤剪指甲勤洗澡，就可洗去身上的大部分真菌，减少其繁殖的机会。

（2）阴雨天霉菌滋生，内裤要单独洗涤，并及时烘干，防止霉菌滋生。

（3）如果家人或者自己患有足癣、灰指甲等，在一个洗衣盆内同时清洗袜子与内裤是很危险的，很有可能造成交叉感染。因此，内衣裤一定要单独清洗。

（4）阴雨天气最好用开水洗内衣裤，有消毒作用。

（5）没晒过太阳的内衣裤最好别穿，或者穿之前熨一下。

（6）内衣裤不要装在塑料袋中，可装在布包内存放，保持透气。

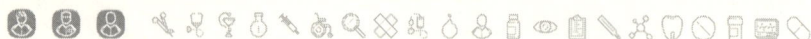

春季潮湿谨防霉菌性阴道炎缠身

春季气候反复无常，空气潮湿，女性由于生理结构特殊，很容易被这些复苏过来的细菌侵扰。另外，连续的阴雨天气造成女性晾晒的内裤未能得到紫外线的有效杀菌，以及女性的卫生用品在春季容易霉变，致使不少女性患上霉菌性阴道炎，又痒又痛，苦不堪言。对此，妇科专家指出：约75%的女人一生至少患过一次霉菌性阴道炎，这与抵抗力、气候变化和所处的环境有关。患霉菌性阴道炎轻者难受，重者则痛不欲生，不做"霉女人"防范是关键。

霉菌性阴道炎是人们习惯性的说法，实际上这是一种念珠菌引起的阴道炎，当人体抵抗力下降或患严重疾病，以及有复合维生素B缺乏或长期使用免疫抑制剂时，霉菌性阴道炎就容易乘虚而发。

霉菌性阴道炎常见症状有白带增多及外阴、阴道瘙痒和灼痛，排尿时尤为明显，还可有尿频、尿痛。典型的霉菌性阴道炎白带黏稠，呈白色豆腐渣样或凝乳样，有时白带稀薄，含有白色片状物。

霉菌性阴道炎的诊断并不困难，做阴道分泌物检查即可证实诊断。霉菌性阴道炎可并发宫颈炎、盆腔炎，也常与滴虫性阴道炎同时发生，女性的生殖器炎症均可引起阴道白带的异常改变。有的患者因为搔抓，造成外阴肿胀、发炎。

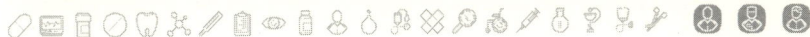

简单四招拒绝霉菌找上身。

（1）定期体检。家中的自我检查也很重要，如果发现阴道发痒、分泌物增多并出现异味以及下腹部或腰部疼痛时，应首先警惕女性炎症并及时体检。力求早发现、早治疗，以免酿成不可挽回的后果。

（2）养成良好的个人卫生习惯。保持下身清洁干燥，尽量不搔抓下身，采用正确的方法清洗外阴，保持外阴清洁，炎症未完全治愈时，应避免性生活。不穿紧身不透气的内裤，内裤的面料以吸湿性、透气性均好的棉、麻织品为佳，每日换洗内裤，换下的内裤一定要单独洗，防止交叉感染。滥用调理液也是一大忌。

（3）避免频繁使用护垫。护垫会导致女性私密处经常处在潮湿、温暖的环境下，再加上空气流通差、散热难等，特别适合霉菌生长，久而久之，就会阴道菌群失调。尤其是有些护垫还添加了消炎、杀菌等药物成分，对健康女性而言，在杀灭阴道致病菌的同时也会损伤有益菌，反而造成阴道菌群紊乱，导致阴道炎或宫颈炎。

（4）多喝水，均衡饮食。多吃些鱼类、肉类、蛋类、豆类制品等蛋白质丰富的食物和富含维生素的新鲜蔬菜，食用含铁食物，忌食辛辣、生冷、高脂、高糖的食物。

妇科疾病最忌"拖"，一旦发病应及时诊治。其实，霉菌性阴道炎是一种常见的妇科病，如果患了此病，女性朋友最好不要自行

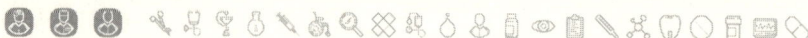

随意购置一些外用洗剂止痒，轻则花钱，重则影响自己生育、危及健康。出现阴道炎症不必惊慌失措，一方面要及时就医，另一方面要做好防范。注意休息，避免劳累，适当锻炼，增强体质，调整心态，保持心情舒畅，平时要从生活细节上防范。大多数女性因羞于启齿而忍着、拖着，不仅承受越来越大的痛苦，还会使炎症进一步感染扩大到整个生殖系统，变成顽固性疾病。

女性夏季应防尿道炎

（1）多补水。夏天，在大量出汗以后，女性要补充足量的水分，以免因饮水不足而造成尿量少而浓，以至不能及时把细菌等有害物质排出体外。

（2）充足睡眠。为避免因过度劳累而降低身体对疾病的抵抗能力，再忙也应保证充足的睡眠。

（3）内裤要透气。内裤不宜过小或太紧，也不宜穿化纤内裤，内裤的面料应以吸湿性、透气性均好的棉、麻织品为佳。

（4）注意个人卫生。勤冲洗（要内外冲洗干净，不要喷香水等）、勤洗澡（尽量避免与他人共浴）、勤换内裤（内裤最好在阳光下暴晒）。

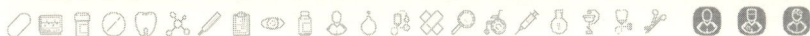

从细微处呵护自己

女性发生生殖道炎症的原因有多种，但与性生活有重要的关系。例如男方用手爱抚时没有洗手，指甲过长藏污纳垢；同房前没有洗净私处，增加了感染机会；男性包皮过长，成为细菌、病毒的滋生场所，极易传染给对方；同房后懒于排尿和清洗等均是女性白带异常的重要原因，要针对上述原因进行预防性处理。

未婚女子由于处女膜的屏障作用，细菌很难侵入，所以很少发生盆腔炎。有了性生活后，阴道相对处于一种开放状态，给细菌可乘之机。正常的、洁净的性生活是不会给女性带来任何危害的，女性的阴道分泌物也有自洁的作用。但是如果不注意清洁卫生，病菌侵入阴道，就增加了女性患生殖器官炎症的可能性。

女性要学会保护自己，在没有打算要宝宝的时候，一定要做足避孕措施，反复人工流产的妇女易发生生殖系统的炎症，甚至不孕。经期不宜过于劳累，注意营养补充，少吃甚至不吃生冷食物。

外阴炎与阴道炎的预防

（1）未病先防

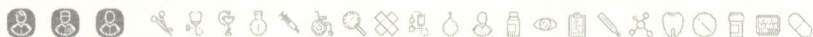

①养成健康的生活习惯。充足的睡眠，规律的饮食，多吃水果和蔬菜，少吃刺激性的食物，让免疫系统正常工作，适当的锻炼缓解压力和紧张。

②良好的卫生习惯。使用公用设施时多加注意，平时穿宽松棉质内裤，尽量不使用不洁卫生巾和护垫，每日清洗外阴，但尽量少冲洗阴道。

③治疗月经不调。如果月经过多、过长，阴道内的血液是细菌生长的最好温床，所以最好接受调经治疗。

④切勿过度清洗阴道。这样不仅可能破坏阴道环境的平衡，也有可能造成阴道伤害，所以平时只要以温水冲洗即可。另外，会让医生无法正确判断你所感染的菌种。

⑤切勿滥用抗生素。使用抗生素一定要经过医生的同意并有处方，因为抗生素虽然可以杀死细菌，但是如果长期大量使用抗生素会导致阴道正常菌群失调而助长霉菌的滋生。

⑥性生活卫生。许多阴道炎的感染都是通过性行为传递的，如果性伴侣过多，就较难掌控是否感染的情况。每次性生活前应搞好个人卫生，尤其不能忽略男性生殖器官的卫生。避免在月经经期过性生活，各种阴道手术后也应该遵照医生的建议，确定可以开始有性生活的时间。

（2）既病防变

不应该有任何心理负担，不要自己乱用药，而应该在医生指导下正确用药，定期复查，完成治疗的全部疗程，以期治愈，切忌半途而废。寻找发病原因，减少复发或再次患病的可能。

保持外阴清洁干燥，尽量不搔抓外阴。每日清洗时水宜温不宜烫，以免损害外阴皮肤。

每日换洗内裤，自己的内裤需单独清洗。毛巾、内裤、盆具等可用煮沸法消毒。不穿着化纤内裤。

便前、便后均要洗手。

患病期间尤其是急性期时要避免性生活，如一定要发生性关系，应使用避孕套，以免传染他人。最好夫妻双方同时接受治疗。

调整饮食结构，多进食富含维生素的食品。患病期间尽量少食牛羊肉及辛辣食品，以免加重瘙痒症状。

（3）预防复发

对复发者应检查原因，比如是否有糖尿病，是否长期应用抗生素、雌激素或类固醇激素等药物，是否经常穿着紧身化纤内裤，局部药物的刺激等情况，应尽量控制或避免这些诱因。

在初次发病时治疗要彻底，要根据医生的要求正确用药，有些情况还需要巩固治疗，治疗不彻底是造成阴道炎复发和难治的原因

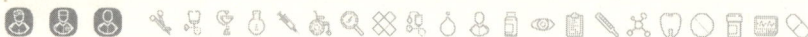

之一，治疗痊愈的标准是三个月经周期后复查白带均正常。

外阴阴道炎往往是通过性传播的疾病，患病妇女的丈夫其包皮皱褶、尿道、前列腺中有病原体寄生，如单纯女方治疗，男方就会成为感染源而导致复发。

注意个人卫生，保持外阴清洁、干燥，勤换内裤，外阴用具专人专用，用过的内裤、毛巾、面盆均应用开水烫洗；去公共场所如公共厕所、游泳池、浴室要注意预防交叉感染。

增强机体的抵抗力，加强营养，锻炼身体，提高机体的免疫力，减少条件致病菌的发病机会。

盆腔炎的预防

盆腔炎的患者应该去正规的医院进行检查治疗，注意卧床休息、补充营养。急性盆腔炎可以通过药物进行消炎，抗菌治疗；慢性盆腔炎可采用物理微波疗法，辅以药物联合治疗。治疗期间患者不能同房，饮食、生活要有规律。

仰卧起坐可以通过三个方面改善身体素质，从而预防、治疗盆腔炎等妇科疾病。

（1）仰卧起坐能锻炼腹部肌肉，使腹部肌肉收紧，更好地保护

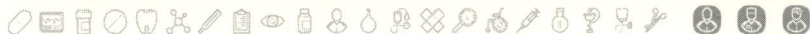

好腹腔内的脏器，长期坚持可以起到收腹作用。

（2）仰卧起坐还可以拉伸背部肌肉、韧带和脊椎，并可以通过拉伸脊椎调节中枢神经系统，从而改善身体的抗病能力。提高机体抵抗力，预防致病菌感染。

（3）做仰卧起坐还可以锻炼腹股沟。腹股沟有许多毛细血管和穴位，做仰卧起坐可以通过锻炼刺激腹股沟的血管，加快血液流动的速度，从而治疗和缓解妇科疾病。

用锻炼腹肌的方法治疗盆腔炎等妇科病是个可行的好办法，腰腹肌力量的加强对女性可以说有百利而无一害。从运动本身来讲，30岁以下，仰卧起坐的最佳成绩应为每分钟45～50个；30岁最好做到每分钟40～45个；40岁应做到每分钟35个左右；50岁应努力达到每分钟25～30个。这样锻炼腹部的肌肉，有利于健康，又可以预防疾病，还能起到腹部的减肥作用，既经济又实惠。

女性经期要注意预防急性附件炎

急性附件炎一般以下腹痛的情况为主，在妇科检查中，急性附件炎会有明显的压痛和反跳痛。预防急性附件炎的方法有哪些呢？

广大女性应注意经期、产后、流产后的养生及性生活卫生。阴

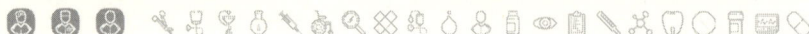

道有出血时禁止性生活。进行人流、放环、其他宫腔手术及分娩，应到正规医院，以避免消毒不严格，人为造成感染。一旦患有此病，要注意卧床休息，取半卧位，使病灶局限。饮食宜高营养易消化，富含维生素，增强自身的抵抗能力。同时遵守治疗原则彻底治疗，以免转成慢性。

如已患病，应配合医生进行积极治疗，并要持之以恒，以免病情迁延日久，难以根治。平时应注意个人卫生及经期卫生，预防慢性感染。

⬛ 霉菌性阴道炎的预防

（1）去除引发霉菌性阴道炎的各种有关因素，避免长期、大量使用抗生素，尤其是广谱抗生素更应少用。

（2）加强卫生保健，注意外阴及阴道的清洁卫生。

（3）选择正规的医院进行治疗，避免接触女性生殖器官的各种医疗器械因消毒不严造成交叉感染。

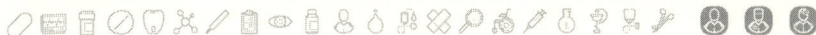

呵护宝宝不得阴道炎

为确保孩子健康成长，父母必须牢记以下事项。

（1）女孩应有单独专用的浴盆、浴巾，避免使用不洁坐厕，避免到无健康检查的公共游泳池游泳。

（2）养成良好的卫生习惯，大便后从前向后揩擦，常剪指甲，勤洗会阴部及换洗内裤，饭前便后洗手。小儿肠道寄生虫要及时消灭。

（3）最好不要给孩子穿化纤内裤，内裤要清洗干净以免残留洗衣粉或肥皂。

（4）女孩要尽早穿满裆裤，避免外阴直接与外界接触。外出或坐地玩耍后要清洗屁股。

告别不良习惯

（1）经常冲洗阴道画蛇添足。不少女性在就诊时会不解地问医生："我很注意清洁，每天用阴道冲洗液，怎么还会得病？"女性阴道内是一个弱酸性的环境（pH4～5），其本身对很多细菌有一定的抑制作用，很多阴道冲洗液都是碱性的，不仅起不到杀菌的作用，反而会中和了阴道内的酸性，使得阴道抵抗细菌的能力大大下降。未患病而用冲洗液、护理液更是多此一举。日常清洁只需用温水即可。

（2）卫生护垫不必要。卫生护垫只需在月经之前和之后使用，每天使用是不必要的。卫生护垫多不透气，会使闷热的湿气无法散发，每天勤换内裤一样能达到清洁的目的。

（3）过紧、不透气的裤子不可取。裤子太紧或材料不透气都会导致下体血液循环不畅，局部温度升高，闷热湿气无法散发。

（4）经期性生活要不得。月经期的子宫内膜处于暴露的出血状态，形成一个广泛的创面，此时的抗病能力较差，加上月经血液滞留，细菌不仅易乘虚而入，而且有一个很好的繁殖环境，经期性生活极易导致盆腔炎。

（5）滥用抗生素适得其反。多数妇科药品仍含有甲硝唑、克霉唑类抗生素，过多使用这类药品的直接后果就是使病菌产生耐药性，破坏阴道菌群间的制约关系，导致真菌生长旺盛，治疗周期不断延长。